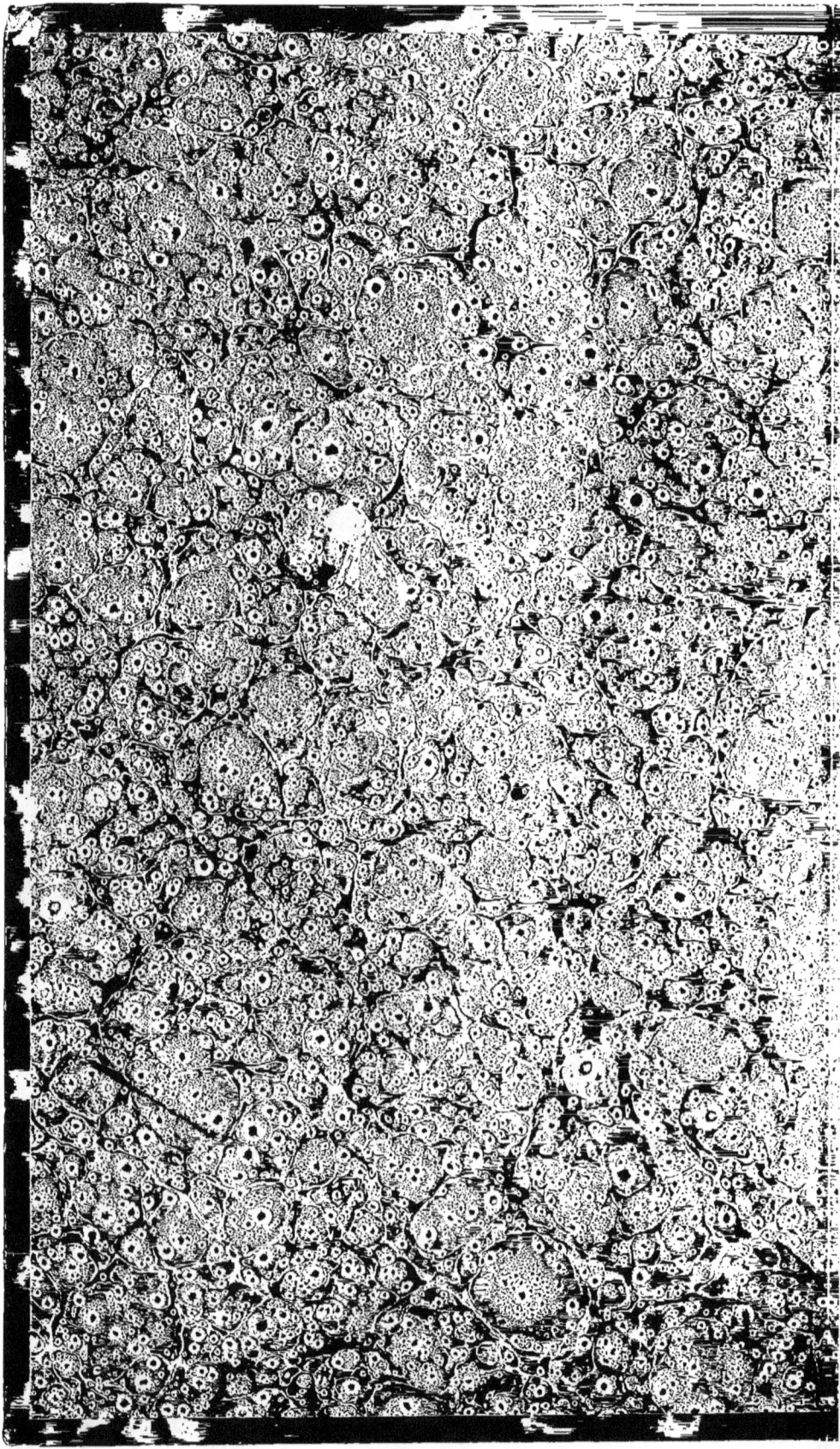

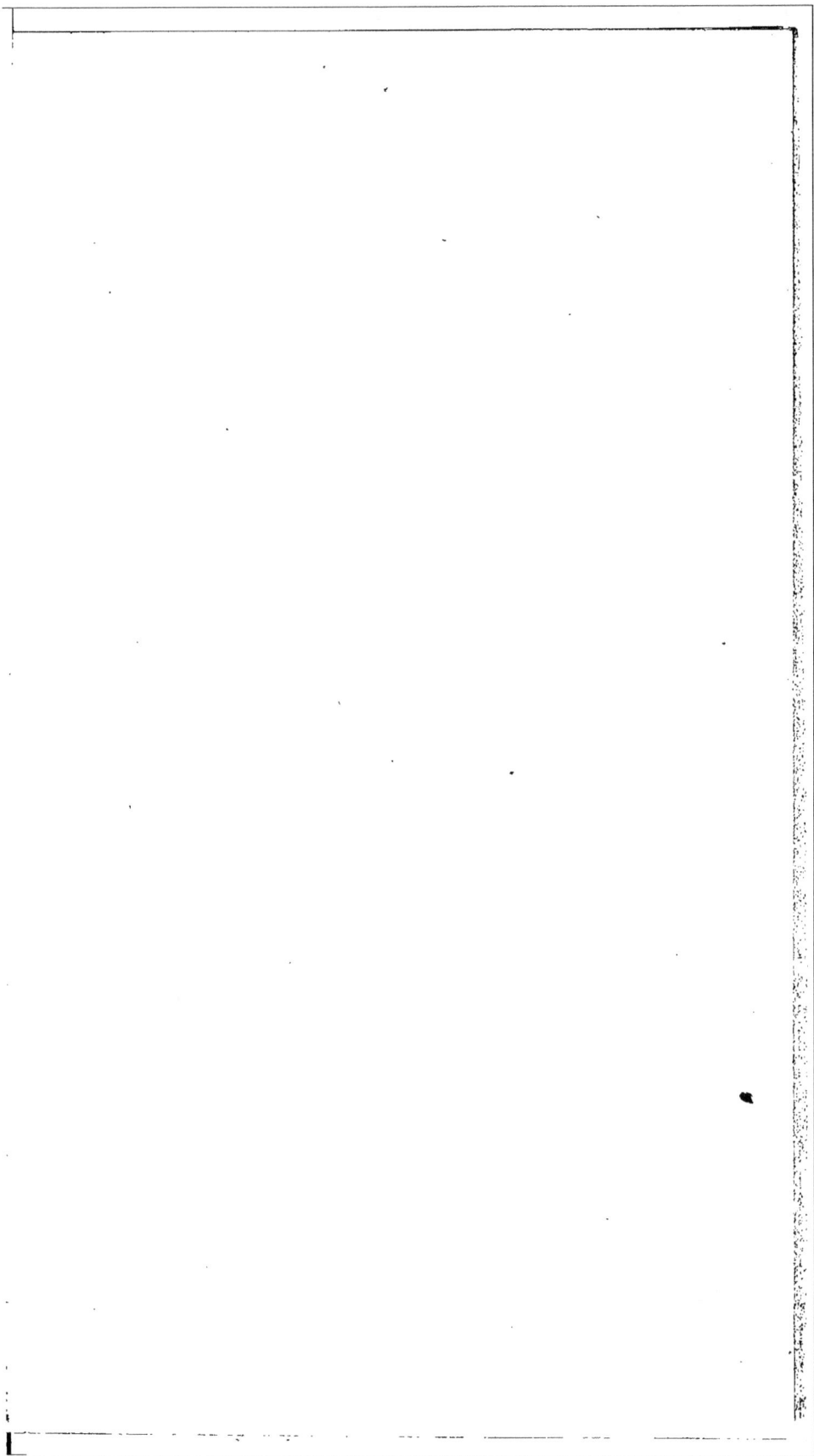

T⁵.150.

F.2660.
P.br̄q.

HISTOIRE CRITIQUE

DE

LA DOCTRINE PHYSIOLOGIQUE.

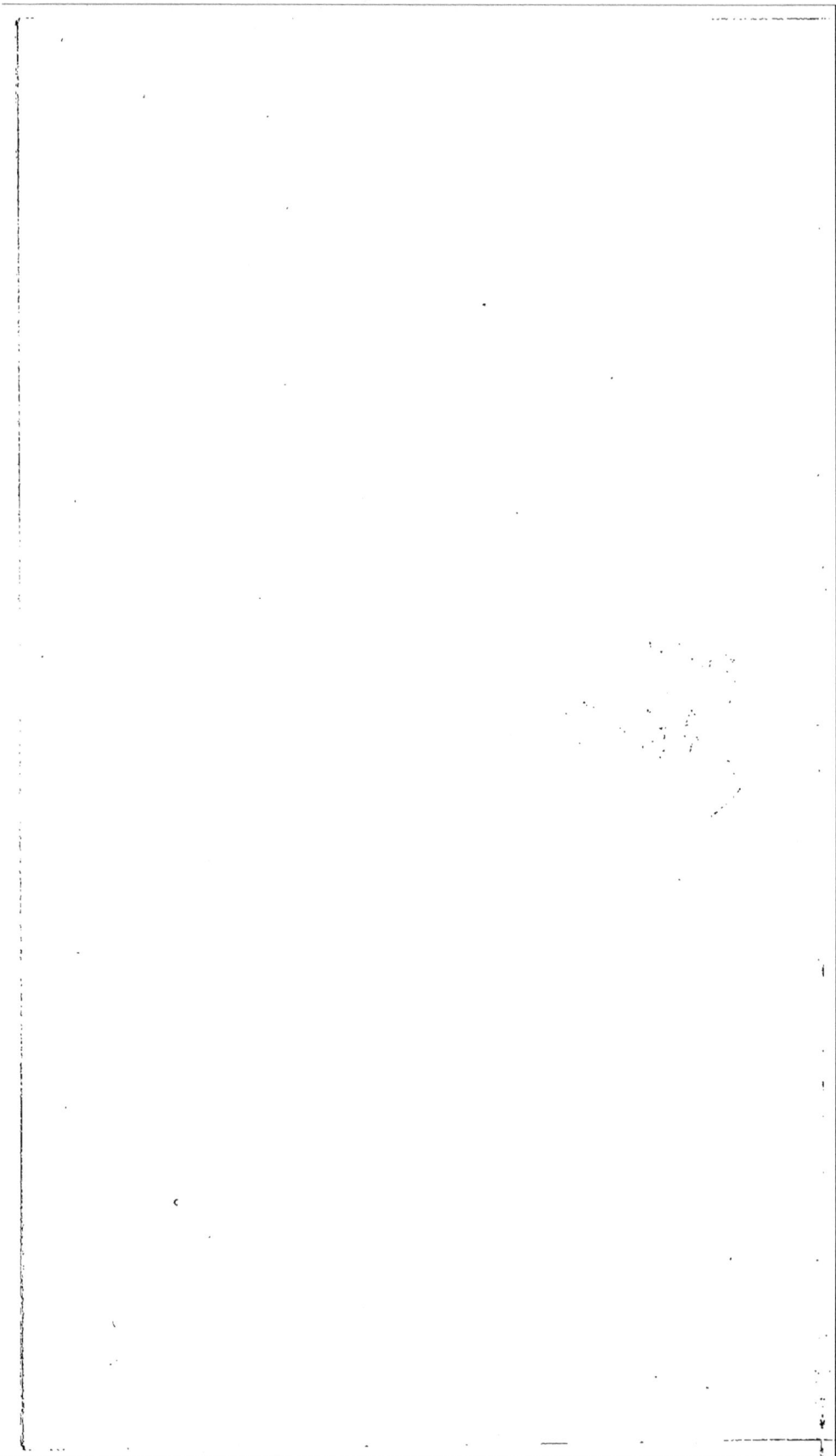

HISTOIRE CRITIQUE

DE

LA DOCTRINE

PHYSIOLOGIQUE,

SUIVIE

DE CONSIDÉRATIONS SUR L'HISTOIRE PHILOSOPHIQUE
DE LA MÉDECINE, ET SUR L'HIPPOCRATISME
MODERNE.

Ouvrage couronné par la Société de Médecine de Caen.

Par **C. SAUCEROTTE**,

MÉDECIN EN CHEF DE L'HÔPITAL CIVIL ET MILIT. DE LUNÉVILLE ;
MEMBRE CORRESPONDANT DE L'ACADÉMIE ROYALE DE MÉDECINE ;
OFFIC. D'ACADÉMIE ; DE LA SOCIÉTÉ IMPÉR. DES NATURALISTES DE MOSCOU ;
DES ACADÉMIES ROYALES DE NANCY, DIJON ; DES SOCIÉTÉS DE MÉDECINE
DE MOSCOU, BRUXELLES, BRUGES, CAEN, NANCY, ETC.,
LAURÉAT DE PLUSIEURS ACADÉMIES.

PARIS,

J.-B. BAILLÈRE, LIBRAIRE DE L'ACADÉMIE ROYALE DE MÉDECINE ,
Rue de l'École de Médecine, n° 17.

—

1847.

SAINT-NICOLAS (MEURTHE), IMP. DE PROSPER TRENEL.

AVANT–PROPOS.

Il est des époques dans les sciences, où l'on éprouve plus vivement encore qu'à toute autre, le besoin de porter un regard en arrière, et de dresser, en quelque sorte, l'inventaire de leurs acquisitions récentes. — Comment, en effet, marcher vers de nouveaux progrès, si l'on n'est fixé sur la valeur de ceux qui ont été accomplis naguère? Comment savoir où l'on va, si l'on ne sait pas d'où l'on vient?

C'est surtout au sortir de ces révolutions qui bouleversent l'art jusque dans ses fondements, qu'il importe de savoir quels principes sont restés debout dans ces grandes luttes d'idées ; de quelles conquêtes nouvelles elles ont enrichi la science ; de quels errements elles ont été la source ; quels enseignements enfin on peut en tirer pour l'avenir.

Quel spectacle, d'ailleurs, plus fait pour nous enseigner le dégagement des préjugés et la tolérance dans notre dogmatisme, que celui du naufrage de ces doctrines qu'un jour peut-être nous regardâmes comme le dernier mot de la science ? — Rendre sensibles à tous les yeux les aberrations de l'esprit de système, avec leurs causes et leurs conséquences, nous mettre sur la voie de méthodes plus sûres pour la recherche de la vérité, épargner enfin aux dogmatiques de l'avenir les infructueux efforts dans lesquels se sont épuisés, pour être sortis des lois de la véritable observation médicale, tant de sincères esprits, tant de beaux génies, voilà ce que la science attend de ses historiens ; voilà ce que la méditation patiente et assidue du passé peut seule nous enseigner.

Sachons donc résister à cette indifférence, « qui dans notre siècle, pressé de marcher en avant, attend toute puissance déchue, inhabile parconséquent à satisfaire les idées du moment (1). » Ne soyons pas les hommes d'une époque, d'une idée, mais voyons les choses de plus haut, et soyons les hommes de tous les siècles, car l'observation est de tous les temps.

(1) Rapport à la Société de médecine de Caen, concours de 1844.

Des diverses écoles médicales que notre âge a vues successivement apparaître, briller un instant du plus vif éclat, pour s'éclipser bientôt après, il n'en est pas auxquelles les réflexions précédentes s'appliquent mieux qu'à l'ÉCOLE PHYSIOLOGIQUE. Il n'en est pas, peut-être, dont l'histoire porte avec elle un plus haut enseignement. — C'est ce qu'a compris la Société savante à laquelle appartient l'honneur de l'initiative dans la question que je suis venu agiter devant elle ; c'est ce que j'ai cru comprendre moi-même en répondant à son appel et en cherchant à combler de mon mieux une lacune considérable dans notre littérature médicale, l'histoire jusque-là à faire d'une des plus brillantes périodes de l'art au 19ᵉ siècle.

N'était-ce pas, d'ailleurs, un tableau bien fait pour captiver l'attention du médecin philosophe, que celui des travaux et des luttes de BROUSSAIS ? de cette grande et forte intelligence, faisant marcher de front, à son début dans la carrière, la vie des camps et celle du savant ; les fatigues, et les périls de la guerre avec les spéculations du cabinet ; mettant à profit une halte au bivouac, quelques instants de loisir au sein d'un hôpital, pour amasser les matériaux de cet ouvrage monumental où déjà se trouvait en germe une doctrine destinée à changer en quelques

années la face de la science? Certes, voilà des circonstances qui ne se rencontrent pas fréquemment dans l'histoire des sciences ; et l'ardent
amour de l'art, l'énergie peu commune qu'elles
dénotent chez l'homme qui en fut le héros, suffi-
raient déjà pour motiver une appréciation approfondie des idées qu'il a jetées dans le monde,
lors même que ces idées n'auraient pas mérité
tout le retentissement qu'elles ont eu.

L'auteur de cet essai se sent d'autant plus à
l'aise en rendant cette justice à l'illustre auteur
de la doctrine physiologique, que loin de figurer
jamais parmi ses adhérents, il l'a combattue à une
époque où elle jouissait encore de toute la faveur
du public (1). Aussi, l'admiration qu'il professe
pour une des belles intelligences médicales de
notre âge, n'a-t-elle atténué en rien la sévérité
des jugements qu'il a cru devoir porter sur ses
œuvres. La postérité est venue pour Broussais.
Les passions contemporaines font silence autour
de sa tombe ; et si l'influence de son système

---

(1) *Thèse inaugurale*, 1828, citée avec éloge par M. Andral
dans son *Traité d'Anatomie pathologique ; essai sur les altérations des liquides de l'économie animale* (une médaille de la Société de médecine de Paris, 1829). A cette époque les lésions de
nos fluides passaient encore aux yeux de la plupart des médecins pour une chimère, et n'obtenaient pas même une mention
dans les nosographies.

se fait encore sentir dans la pratique, à peine compte--t-il encore du point de vue théorique des défenseurs parmi ceux même qui aidèrent à le fonder. C'est donc de l'histoire que je vais faire, en m'efforçant de rester fidèle à cet esprit de haute tolérance, l'honneur de notre temps, et qui, loin de ne voir la vérité que dans une opinion, dans une doctrine, la cherche dans toutes, et l'accepte d'où qu'elle vienne. Car toujours en marche, et s'emparant à chaque époque des résultats de l'époque antérieure, la science est à chacune de ses phases tout ce qu'elle peut être avec les éléments qu'elle possède. — Si j'ai eu lieu fréquemment d'opposer l'opinion que professaient, il y a 25 ans, quelques-uns des plus brillants adeptes de la doctrine physiologique avec celle qu'ils professent aujourd'hui, je ne l'ai nullement fait dans un esprit de dénigrement, et pour le stérile plaisir de mettre des hommes de talent en contradiction avec eux-mêmes : loin de là ce retour à des idées plus larges, cet abandon de principes adoptés avec ferveur, ne peut être que le fait d'esprits virils prêts à secouer en toute circonstance le joug de l'autorité et des préventions systématiques. Vouloir qu'un esprit progressif s'en tienne au résultat de ses premières

VI

investigations serait condamner la science à l'im-
mobilité.

Cet ouvrage est divisé en deux parties : Histoire—Critique.

Il y a, en effet, deux choses à considérer dans
un réformateur : ce qu'il est venu faire, — la
manière dont il l'a fait.

Car toute doctrine qui apparaît dans le monde,
implique non-seulement la lutte des idées nouvelles avec celles qu'elle vient remplacer ; — c'est
là le *côté historique* de la question ; — mais elle
laisse encore à rechercher l'usage plus ou moins
logique de la méthode que l'esprit novateur a
voulu faire prévaloir. Or, il est rare que dans
l'entraînement de la nouveauté le but ne soit pas
dépassé, et que le temps et l'expérience, ces deux
grands maîtres, ne viennent pas démontrer le
côté faible des idées naguère encore en faveur ;
c'est la part *de la critique.*

La partie historique de mon livre comprend :
1° le tableau *rétrospectif* des faits ou des théories
antérieurs à la doctrine physiologique, et qui se
rattachent à son avènement ; 2° le récit des destinées diverses par lesquelles elle a passé dans ses
phases successives de *lutte,* d'*organisation* et de
déclin.

Dans la seconde partie, l'historien disparait pour faire place au critique. Les dogmes fondamentaux de la doctrine sont soumis à la discussion, au point de vue des progrès récents de la science.

HISTOIRE CRITIQUE

DE

LA DOCTRINE PHYSIOLOGIQUE.

PREMIÈRE PARTIE.

HISTOIRE.

Coup-d'œil rétrospectif.

> Novi veteribus non opponendi, sed quoàd
> fieri potest perpetuo jungi fœdere.
> BAGLIVI.

Il est à toutes les époques de la science des vérités
encore indéterminées, et qui, semblables à de vagues
pressentiments, ne sont encore entrevues que confusé-
ment, bien qu'elles imprègnent déjà tous les esprits.
A celui qui formulera le premier ces tendances générales le titre de réformateur. En vain celui-ci voudra-
t-il, par une prétention commune à tous ses pareils,
rompre avec toutes les traditions reçues ; son système
sera, quoiqu'il fasse, frappé à l'empreinte du siècle et
de ses besoins. Ajoutons que c'est ce qui peut le mieux
en établir la légitimité.

S'il en est ainsi, — et quel esprit un peu familier avec la philosophie des sciences pourrait en douter ? — si les progrès véritables, c'est-à-dire, ceux que ratifient l'expérience et le temps, ne sont que les évolutions d'idées en germe à des époques antérieures, on ne saurait avoir l'intelligence complète d'une doctrine, si l'on n'établit préalablement sa filiation avec les doctrines qui l'ont précédée.

Cherchons donc, en remontant le cours du temps, à découvrir dans les annales de l'art, l'origine du grand mouvement scientifique qui s'est opéré sous nos yeux.

Pour procéder avec méthode dans cette recherche, je considérerai successivement : les *faits*, — leur *théorisation*, — les applications qui en avaient été faites à la *pratique* ; — ce sera l'objet de trois paragraphes.

L'étude de l'*inflammation*, dans toutes ses nuances sous toutes ses formes, dans toutes ses terminaisons, dans ses localisations diverses, a été la préoccupation la plus constante de l'*école Physiologique*. Démontrer que ce mode pathologique existe dans une foule d'affections où l'on ne soupçonnait pas même son existence, et que le *tube digestif* en est (particulièrement dans les fièvres primitives) le siége essentiel et constant, tel a été son point de départ, le but de ses efforts persévérants. — Recherchons donc quels faits étaient acquis, sous ce rapport, à la science, lorsque cette école fit son avènement dans le monde médical.

Ce serait une étrange erreur de croire que l'existence des phlegmasies gastriques est une découverte de notre temps. Déjà Celse indique dans son *Traité de Médecine* les principaux phénomènes de la gastrite aigue, (lib. 4, chap. 14). — Galien, qui connut les principales maladies de ce viscère, et notamment sa phlogose, ne fut pas même étranger à ses nombreuses sympathies. Il insiste sur la nécessité de distinguer les affections idiopathiques du ventricule, de celles qui résultent de l'action consensuelle des parties (*de locis affectis*, lib. 8).

Si nous nous transportons dans les temps modernes, nous voyons Van-Helmont (1577-1644), attribuer, sous le voile d'un vitalisme mystique, une puissante influence à l'estomac sur la production des maladies, et sur l'action des remèdes, y fixer le siége des fièvres (1), que déjà Fernel, avant lui, plaçait, partie dans l'estomac, et le duodénum, partie dans le cœur (2). Plus tard, appuyé sur les recherches anatomiques de Th. Bartholin (3) et de Bonnet, H. Screta annonçait plus formellement encore, que certaines fièvres sont l'effet de l'inflammation des viscères, et notamment de l'estomac (*de febri castrense malignà, seu mollium corporis humani partium inflammatione*, 1686). Ce qui ne l'empêchait pas, au reste, de rejeter les antiphlogistiques, et de prescrire les médicaments spiritueux, volatils et alcalins, seuls capables de dissoudre l'obstruction des capillaires, qui causait, selon lui, l'inflammation.

(1) « Nidus ergo febrium in primis est officinis, » dit-il dans son livre *febrium doctrina inaudita*, cap. 14; mais il faut ajouter qu'il regardait la fièvre comme l'effet d'un combat que l'*archée* livre à la cause morbifique, pour l'expulser du corps.

(2) Pour le traitement, Fernel ne s'éloignait pas des Galénistes.

(3) In omni febre acutà, dit Bartholin, imminet ventriculi inflammatio (Epist. médic., 1663).

Mais c'était à Baglivi qu'il appartenait surtout d'avancer avec éclat dans cette voie féconde de la localisation (1669-1707). Cet illustre observateur avait merveilleusement compris toute l'importance des recherches d'anatomie pathologique (1); il avait même fait des injections dans les veines de divers animaux, avec plusieurs substances, dans le but d'exciter la fièvre ; expériences renouvelées de nos jours par MM. Magendie, Gaspard, etc., pour éclairer l'étiologie de la fièvre typhoïde. — Avec Spigel et Dodoens, le professeur de Rome fait dépendre les fièvres malignes (nom sous lequel on désignait de son temps toutes les fièvres graves), de l'inflammation érysipélateuse ou phlegmoneuse de l'appareil digestif. « *Quæ nobis videntur malignæ à viscerum phlegmone aut erysipelatode fiunt, id est à causâ evidente et manifestâ* (ibid. t. 1, p. 69) ; et plus loin, en parlant de l'*Hémitrée :* « *Ab erysipelate intesti-* » *norum tenuim oritur.* » Au sujet de la *Lypirienne :* « *inter malignas ratione vehementissimæ inflammationis* » *ventriculi numeratur.* » De même pour l'*Epiale* (p. 74, 76, 79). Il avait observé l'engorgement des ganglions mésentériques dans un grand nombre de ces fièvres. L'étude séméiologique de la langue lui était familière, et il avait reconnu que la sécheresse de cet organe augmente en proportion de l'intensité de la phlegmasie. Il fait observer qu'il ne faut pas s'en laisser imposer par la faiblesse du pouls dans certaines fièvres ; car tel est

(1) « Cadavera hominum morbis denatorum secanda sunt, manusque inquinandæ, ut invenias quæ morbi sit *sedes*, quæ *causa*, qui *exitus* antecedentium symptomatum. » (Oper. Omnia, t. 1, p. 20).

son caractère ordinaire dans les inflammations douloureuses des parties membraneuses. — Baglivi ne pouvait méconnaître la complication des phlegmasies
gastro-intestinales, avec plusieurs affections ; et s'il est
un reproche à lui faire, c'est plutôt d'être tombé à cet
égard dans quelques-unes des exagérations que la doctrine physiologique devait renouveler plus tard. C'est
ainsi qu'il fait dépendre de l'estomac la plupart des
douleurs de tête, la phthisie nerveuse, les convulsions
et la toux des enfants, les symptômes protéiformes
de l'hypocondrie. Il avait noté en médecin physiologiste, la réciprocité d'action entre la peau et la muqueuse
digestive dans les affections digestives; l'influence du
régime alimentaire dans la production des maladies
aigues et dans le traitement des maladies chroniques. — Quant à ses idées théoriques, elles reposaient
sur un solidisme assez éclairé pour son temps, si l'on
fait abstraction toutefois du rôle qu'il fait jouer aux
méninges. Adversaire du galénisme, à la chûte duquel
il contribua pour une grande part, il reconnaissait deux
classes de maladies : l'une dépendant de l'irritation des
solides, l'autre de leur relâchement. Mais la plupart de
celles qu'il place parmi ces dernières, sont regardées
par l'école physiologique comme provenant de l'irritation. On ne trouve pas, d'ailleurs, dans ses ouvrages,
qui ont surtout rapport à la pratique, de système
complet de pathologie. — Enfin, en ce qui concerne le
traitement, ce grand médecin, conséquent à ses principes, rejetait les purgatifs au début des fièvres, et
préconisait la saignée dans toutes les maladies qu'il
regardait comme inflammatoires : « Fuge purgantia

tánquàm pestem, » disait-il ; ce qui ne put cependant le préserver des erreurs consacrées à cette époque
sur les propriétés de certains médicaments, qu'il
considère mal à propos comme anti- phlogistiques ; par
exemple, les préparations antimoniales, certains sels,
certains amers ou stimulants dits *stomachiques*, comme
la menthe, qu'il recommande dans toutes les affections
de l'estomac. Il eut, d'ailleurs, le bon esprit de ne pas
donner dans la polypharmacie en vogue de son temps,
et contre laquelle il s'élève dans plusieurs parties de
ses ouvrages. En somme, nous souscrivons, en ce qui
concerne l'objet de notre travail, au jugement porté
sur ce praticien éminent par Broussais lui-même :
« Baglivi a contribué, pour sa part, au développement
» de la doctrine physiologique ; mais il n'a pas eu l'idée
» des grands rapprochements de faits qui la constituent
(*Examen*, 5me édit., t. 2).

A côté de Baglivi, et au premier rang de ces illustres
observateurs qui pressentirent dès-lors toute l'importance des recherches d'anatomie pathologique, il faut
placer Chirac, ce grand et zélé praticien, qui ne craignit
pas d'ouvrir jusqu'à cent cinquante cadavres, dans l'é-
pidémie de fièvres malignes de Rochefort, en 1694,
fièvre attribuée par lui à l'inflammation du cerveau et
des organes de la digestion (*Traité des fièvres malignes*,
etc.). — De ses nombreuses recherches (1), Chirac tira

(1) D'après ces recherches, je bannis de mon esprit l'embar-
rassante idée de la malignité, et changeai le nom de ces maladies, ainsi que le terme vague de *peste*, en celui de *disposition
inflammatoire des viscères*, en inflammation de cerveau, comme
la plus constante dans ces fièvres, et comme celle qui se décla-
rait plus sensiblement que celle des autres viscères. » (Loc. cit.)

les remarquables conclusions que voici : Toutes les
maladies ont un siége spécial qu'il faut chercher dans
le cerveau, les poumons, le foie, l'estomac, etc. L'inflammation, comme toute autre maladie, peut passer
par un grand nombre de degrés, en montant du moins
au plus, et en descendant du plus au moins, sans pour
cela changer de nature, ce qui prouve combien il est
inutile de multiplier le nombre des maladies, lorsque
la cause est spécifiquement la même. Vues lumineuses,
qui paraissent avoir exercé une grande influence, sinon
sur la pratique du temps, du moins sur les idées de
quelques observateurs qui ont suivi Chirac dans la
même voie, notamment Bordeu.

Parmi les hommes de la même époque, auxquels n'é-
chappèrent ni la fréquence, ni la nature irritative d'une
foule d'affections abdominales, citons encore Ferrein
(*sur l'inflammation des viscères du bas-ventre*); Hecquet,
qui proclamait la nécessité de la saignée dans ces
maladies (*de la digestion et des maladies de l'estomac*);
mais nul ne connut mieux que Frédéric Hoffmann la
fréquence des affections de l'appareil digestif. Il décrit les
principaux systèmes de la gastrite, à laquelle il rapporte
sa *fièvre stomachique inflammatoire* (*de febre stomachi
inflammatoriâ*, 1761). Aucune partie n'est aussi souvent,
selon lui, le foyer et la matière des maladies, que le
canal digestif. Un nombre considérable de fièvres, soit
bénignes, soit malignes, ont leur source dans le tube
digestif (1). Les phénomènes de l'hypocondrie, de la mé-

(1) « Ego certe testari possum quod omnes eos quos ex febre
acutâ obiisse novi, ex inflammatione ventriculi, intestinorum,
vel meningum superveniente, decessisse deprehenderim ;

lancolie, de la manie, n'ont souvent d'autre source que des lésions des premières voies (*de duodeno multorum morborum sede*, 1708. *De inflammatione ventriculi*, 1706. *Opera medico-phisic. passim.*) Malheureusement, il fait dépendre le plus souvent ces lésions de la présence de matières acides, bilieuses, etc., adhérant à la muqueuse. Au lieu de subordonner la fièvre aux phlegmasies internes, il la fait consister dans un spasme qui refoule le sang de la périphérie vers les viscères.

Avec moins de génie, mais beaucoup d'habileté à mettre en œuvre les travaux de ses devanciers, Rega publie en 1721 un ouvrage sur les sympathies (*de sympathiâ, seu de consensu partium corporis humani*), qui marque un tel progrès dans la pathologie de l'appareil digestif, et dans la localisation de ses principales affections, qu'on a prétendu, avec plus de prévention, toutefois, que de justice, y retrouver la doctrine physiologique tout entière.

D'abord il s'en faut que l'étude des sympathies ait été étrangère aux anciens observateurs. Loin de là, leurs ouvrages fourmillent de remarques et de préceptes thérapeutiques puisés à cette source. — Ainsi, on les voit fréquemment insister sur la nécessité de distinguer les signes propres ou idiopathiques des phénomènes sympathiques; recommander de ne pas appliquer les remèdes sur les parties affectées sympathiquement. Ainsi, un célèbre commentateur d'Hippocrate, Duret, distinguant très-bien les sympathies des crises, recon-

---

idque non modò ex symptomatibus dijudicavi, sed et dissectionibus quas administravi, et de quibus alii fidem mihi fecerunt, compertum habui » (Oper. omn. t. 1, § 23).

naît qu'elles ne produisent jamais la guérison. « Nullam
» enim quæ per sympathiam accidunt symptomata, cu-
» rationem afferunt primogeniorum morborum. » Voici
une phrase de Bonet, qui paraît empruntée à la physiologie pathologique de nos modernes réformateurs :
« Non raro scilicet accidere ut dolor qui à conscensu
» partium initium accepit, in affectum proprium desinat,
» adeo ut partis primariò laborantis affectu sublato, pos-
» terior per se subsistat. » Et à propos des sympathies
du ventricule : « Laborantibus iis partibus quæ stoma-
» cho condolere assueverunt, inquirendum est sedulò
» an id à vitio stomachi non pervenerit. » — Etmuller
n'est pas moins explicite : « Jus enim ventriculi est
» universale in totum corpus, adeòque in theoriâ mor-
» borum maximam sui postulat considerationem, uti
» non minùs in praxi legitimâ semper quoque ad eum
» respiciendum est. » (*Oper. undi. th.* 1708.)

Pour en revenir à Rega, cet observateur profitant,
pour expliquer les rapports sympathiques, des travaux
de Willis et de Vieussens, passe en revue dans son
traité les différents appareils ; mais ce sont surtout les
sympathies de l'estomac qui l'occupent le plus, car
l'observation lui a prouvé que c'est de là qu'elles rayonnent dans toutes les parties, et qu'il n'est point, parconséquent, d'organe plus important à connaître pour
le pathologiste. C'est sur lui qu'agit la majeure partie
des causes pathogéniques, et l'étude des plus grands
observateurs prouve qu'il n'en est point qui soit une
source plus fréquente de maux ; avec Van-Helmont,
il l'appelle *sentina omnium morborum*. Ainsi, les douleurs de tête, le délire, les vertiges, les affections sopo-

reuses, l'apoplexie, certaines toux, certains troubles
de la respiration et de la circulation, de l'utérus, des
reins, etc., peuvent dépendre de l'estomac. Enfin, les
fièvres ayant leur source dans les parties membraneuses
et nerveuses, les plus sensibles à l'action des stimulus,
le ventricule qui est le plus nerveux et le plus sensible
des viscères, doit être aussi, dans la plupart des cas,
le siége de ces affections. Seulement Rega attribue aux
nerfs le rôle pathologique que Broussais fit jouer plus
tard à la muqueuse. Il s'étaie, pour prouver sa doctrine,
qu'il étend même à la peste, aux intermittentes, à l'hectique, de ses recherches nécroscopiques (1), et de
l'opinion de Van-Helmont, d'Etmuller, de Borelli, de
Forestus, de Diemerbrock, de Bartholin, et surtout de
celles de Baglivi et d'Hoffman, auxquels il emprunte ses
idées théoriques. Les intestins ayant une structure analogue à celle de l'estomac doivent jouir des mêmes rapports sympathiques, participer aux mêmes souffrances.
Plusieurs maladies attribuées aux autres organes abdo-
minaux sont propres au mésentère. — Quant à sa thérapeutique, le professeur de Louvain veut, comme
l'avait déjà admis Van-Helmont, comme l'admet plus
tard Cullen, que l'action principale des remèdes ait lieu
sur l'estomac qui les élabore en vertu de ses forces di-

(1) Voici ce qu'il dit au sujet de la *fièvre ardente*, qu'il rattache à l'inflammation de l'estomac : « Hanc veritatem cadave-
» rum sectio stabilit; in quibus satis frequenter in stomacho
» febribus his extinctorum sunt maculæ plures, jàm nigræ,
» jam rubræ; ventriculus deprehenditur rubicundus, lividus-
» que, variis modò rubris, modò nigris maculis distinctus....
» quandòque orificium sinistrum maculà latà, nigrà notatum
» est, maxime tamen fundus est inflammationi expositus. »

gestives. Au reste, le traitement qu'il conseille ne parait pas toujours conforme à l'idée qu'il se fait de la sensibilité de ce viscère. S'il préconise, par exemple, la saignée et le traitement adoucissant dans plusieurs circonstances, ce n'est qu'avec nombre de restrictions ; tirant, en beaucoup d'occasions, l'indication des vomitifs, des purgatifs, ou des toniques stimulants, des signes hypothétiques qui lui indiquent la présence des saburres, de la bile, des crudités, l'atonie des glandes digestives, etc. (1).

En résumé, Rega, assimilateur ingénieux des idées de quelques grands observateurs, ne pouvait exercer sur ses contemporains l'action vive et pénétrante d'un génie original, et l'on ne voit pas que son ouvrage ait eu une grande influence sur les idées, et sur les pratiques de son temps. Si son solidisme est plus souvent purgé de galénisme que celui de ses prédécesseurs, il est loin d'être toujours conforme aux principes d'une saine physiologie. C'est ainsi qu'il continue d'attribuer avec Baglivi la propagation des sympathies à des oscillations de la fibre. — Au reste, comme tous les observateurs qui ont précédé Broussais, Rega ne connut la gastrite et l'entérite qu'à leur plus haut degré d'acuité,

_____

(1) L'affection de l'estomac peut dépendre de la stimulation produite par des matières âcres, par des crudités irritantes ; l'émétique est alors indiqué ; mais le plus souvent elle est l'effet d'une inflammation, alors il prescrit les antiphlogistiques. « Cavenda et fugienda sicut cane et angue pejus cathartica ac » emetica, si vel minima phlogosis sit suscipio. » Et un peu plus loin : « quique diaphoreticis vehementibus sudores elicere » cupiunt, non eliciunt ; sed magis auctâ solidorum crispaturâ » inflammationem ad gangrænismum disponunt. » (*Loc. citat.*)

et ne les distingua pas de la péritonite. Enfin, en revendiquant la part de l'estomac dans une foule de maladies, il est souvent tombé dans l'exagération et dans le faux.

Malgré tant d'utiles recherches, nonobstant des progrès incontestables dans la connaissance des affections de l'appareil digestif, les faits relatifs aux *maladies chroniques* étaient, jusqu'à la fin du 18e siècle, restés épars dans les observateurs. Morgagni, Dehaen, Detharding, Simson, Wan-Swiéten, Quarin, Boerhaave, n'avaient guère pu que défricher quelques parties de cet immense domaine, en suivant de plus ou moins près les errements des doctrines dominantes de leur temps. — Bordeu, l'un des premiers, tenta dans *ses recherches sur les maladies chroniques* (1788), de coordonner une doctrine générale de ces maladies, et de les rattacher aux affections aigues. Son ouvrage qui offre une foule de vues ingénieuses, d'aperçus lumineux, n'a pas peu contribué aux progrès ultérieurs de la science. — Stoll contribue aussi pour sa part à éclairer quelques parties de ce vaste tableau. (*Prœlectiones in diversos morbos chronicos,* 1788.) — Mais l'ouvrage dans lequel se résument le mieux les progrès qu'avait faits la science sous ce rapport, à la fin du siècle qui nous a précédé, c'est celui de Pujol. (*Essai sur les inflammations chroniques des viscères, couronné par la Société royale de médecine en 1771.*) Pujol constata dès cette époque la fréquence des inflammations abdominales dans les maladies chroniques. Il annonça que : « La plupart de ces maladies reconnaissent pour cause première quelque inflammation lente, de même nature que les inflammations

aigues, et dont elles ne diffèrent que par le degré ; que
celles d'entre elles qui ont eu originairement un caractère de froideur et d'inertie, ne deviennent guère fu-
nestes qu'après avoir revêtu le caractère d'inflammations chroniques. » Le médecin de Castres affirma que
la plupart des affections comprises sous le nom de squir-
rhes, de tumeurs froides, d'obstructions, etc., doivent
être rapportées à ce phénomène morbide : Qu'un grand
nombre de paralysies, de manies, d'affections sopo-
reuses, apoplectiformes ou épileptiformes, se rapportent
de même à la phlogose du cerveau ; que la phthisie a sa
source dans la dégénération inflammatoire et lente des
tubercules crus, formés insensiblement dans la substance
des poumons ; que le péricarde, le cœur lui-même sont
sujets à de pareilles inflammations, auxquelles sont particulièrement dévoués le foie, la rate, le mésentère
(d'où l'hypocondrie), la matrice (d'où l'hystéricie). —
Pujol n'ignorait pas que dans quelques inflammations
même très-intenses du canal alimentaire, la douleur
peut manquer. Il conseillait dans ce cas la pression sur
les parties affectées, comme propre à éveiller la sensibilité, dont l'engourdissement lui paraissait dépendre
d'un état particulier du système nerveux. Enfin, cet
estimable observateur avait entrevu les nuances différentes que revêt l'inflammation selon la constitution
propre à chaque individu. Les nombreuses sympathies
morbides de l'appareil digestif ne lui étaient pas inconnues. Il condamnait le traitement actif et stimulant généralement conseillé alors contre les maladies chroniques. Si ses idées sur les phlegmasies internes, qu'il

assimile au phlegmon (1), suivant les errements adoptés jusque-là, paraissent fort arriérées aujourd'hui en
présence des progrès de l'histologie, on n'en doit pas
moins regarder l'*Essai sur les inflammations chroniques*,
comme ayant préludé à la belle *Histoire des phlegmasies
chroniques*, publiée vingt ans plus tard par Broussais.

Mais c'était surtout aux progrès de l'anatomie et de
la physiologie pathologiques, que la science des maladies
allait devoir sa précision ; c'était de l'analyse des tissus
sains et malades, que le grand principe de la localisation
devait recevoir sa plus éclatante consécration. — Dès
1779, Johnson avait donné des détails très-exacts sur
l'imflammation du péritoine dans les fièvres puerpérales ;
lésion décrite de nouveau en 1785, par Walter. Mais
à J. Hunter, surtout, appartient l'honneur d'avoir décrit
avec précision les effets de l'inflammation dans le tissu
cellulaire, dans les parenchymes, dans les membranes
des cavités circonscrites (séreuses), et des canaux excréteurs (muqueuses) (2). — Déjà Bordeu, en rappelant
l'attention sur le *tissu muqueux* (1767), avait ouvert la
voie à l'histologie. Il avait rattaché, en physiologiste
profond, les symptômes aux organes, constaté l'influence de l'estomac dans les productions d'une foule
d'affections : « Il y a peu de maladies, dit-il, dans les-

(1) La distinction de l'inflammation en *érysipélateuse* et en
phlegmoneuse, appliquée depuis long-temps à plusieurs phlegmasies, à *la gastrite* entr'autres, notamment par Cullen, à qui
l'on doit une bonne description de cette maladie, cette distinction, dis-je, fut un premier pas vers celle des tissus enflammés.

(2) *Traité sur le sang*, *l'inflammation*, *et les plaies d'armes
à feu*, 1785, traduit en français en 1799.

» quelles l'estomac ne joue au moins le second rôle, et
» ne devienne bientôt le principal acteur, à cause de la
» correspondance qu'il a avec toutes les parties. » (*Re-*
cherches sur les maladies chroniques.) Il signale la fièvre
comme le résultat d'une irritation locale : « Toute fièvre,
» dit-il, prend son siége dans l'irritation d'un viscère, »
(ibid) ; mais soumettant, comme le remarque Broussais,
les actions particulières des organes, à un principe
vital abstrait, résultat général des vies particulières,
il ne fait, en réalité, jouer à l'irritation qu'un rôle secondaire.

L'essor était donné, et Pinel, en inscrivant les *phleg-*
masies des membranes, dans un ouvrage classique dès
son apparition (*Nosographie philosophique*, 1797-98),
avait, en quelque sorte, donné une existence officielle
aux nouvelles acquisitions de la science. Cependant, à
l'égard des fièvres dites *essentielles*, il n'était entré qu'à
demi dans le mouvement qui emportait son époque
vers des solutions nouvelles. Au point où en étaient les
choses, ce sage observateur ne pouvait pas ne pas prendre
en grande considération les lésions phlegmasiques, signalées dans les maladies par tant d'hommes en renom·
Néanmoins, soit timidité d'esprit, et parce que la doctrine de l'*essentialité* était encore trop fortement enra-
cinée dans les esprits pour qu'on pût songer à la
combattre avec succès, soit réserve prudente, les fièvres
et les phlegmasies, restant nettement séparées dans sa
manière de voir, Pinel, tout en cherchant un siége aux
fièvres, continue d'en faire un ordre à part : détermination justifiée par les progrès récents de la science,
qui, après une révolution, entreprise en partie pour

effacer ces maladies du cadre de la nosologie, reconnaît aujourd'hui que la gastro-entérite des fièvres, ou pour parler plus exactement, que les lésions plus ou moins étendues, plus ou moins constantes, qui naissent à la suite de certaines pyrexies, ne les constituent pas tout entières. — Avouons, cependant, que la classification de Pinel péchait essentiellement par sa base, en prenant pour caractéristique ici les symptômes (fièvres *ataxiques*, *adynamiques*), là, le siége (fièvres *méningo-gastriques*, *adéno-méningées*), ailleurs, le type (fièvres *continues*, *intermittentes*, etc.). — Cullen se rapprochait beaucoup plus des idées qui prévalent aujourd'hui en ne reconnaissant que deux classes principales de pyrexies : la *synoque* (fièvre inflammatoire), et les *typhus* (t. graves, et t. mitigés, ou f. typhoïde). Broussais lui-même se fut moins écarté de la vérité, en poursuivant ses recherches dans cette direction.

Bichat, transportant dans l'étude des tissus l'*analyse philosophique* appliquée par Pinel à l'observation des maladies, et fécondant l'idée-mère contenue dans la belle *classe des phlegmasies*, asscoit par la publication de ses immortels travaux, l'anatomie et la physiologie sur de nouvelles bases. De grands observateurs avaient compris depuis long-temps toutefois l'utilité de l'application de ces deux sciences à la pathologie. « Duo medicinæ » oculi sunt, disait Frédéric Hoffmann, anatomia et phy- » siologia ; quicumque medicorum his oculis destituitur, » Profectò cœcus tantùm per caliginem palpat. » Chaussier, Vicq-d'Azyr, Corvisart, Barthez proclamaient leur alliance indissoluble. « Tout système de physiologie, » disait ce dernier, qui ne donne pas le moyen d'ana-

» liser et de classer les faits pathologiques, et d'où l'on
» ne peut déduire *à priori* des préceptes de médecine
» pratique absolument semblables à ceux qu'on a tirés
» de l'expérience, n'est qu'un amusement frivole, in-
» digne de tout médecin sensé. » Mais cet esprit si remarquable, au lieu d'appliquer la méthode expérimentale à l'étude de l'organisme, procédant uniquement
par voie d'abstraction, n'avait vu dans les maladies
que les affections de son unité vitale. Bichat suit une
marche opposée. Au lieu d'étudier les propriétés
vitales d'un point de vue abstrait, il les poursuit
dans l'élément matériel auquel elles appartiennent.
Il ne se borne pas, d'ailleurs, à diviser les tissus
d'après leurs propriétés anatomiques, il recherche
le mode de vitalité propre à chacun d'eux, leur influence réciproque, et démontre mieux qu'on ne l'avait
fait avant lui, l'importance de leurs sympathies, qu'il
divise et localise dans chaque appareil. Quoique Bordeu, Hunter, Pinel, eussent déjà annoncé que les
phlegmasies internes affectent ordinairement des tissus
différents, avant d'envahir un organe entier, Bichat, en
développant cette idée, en l'appliquant à tous les tissus,
la fit sienne. Ayant, en effet, démontré que chaque
tissu a son organisation et ses propriétés particulières,
il devait en conclure qu'il a aussi ses maladies et ses
altérations organiques spéciales : que chacun peut
souffrir indépendamment des tissus voisins. En un
mot, il découvrit leur isolement pathologique, comme
il avait démontré leur isolement anatomique, ce qui
ne l'empêcha pas néanmoins de reconnaître qu'il est
des altérations communes à tous; seulement, il en res-

treignit trop le nombre, comme l'ont démontré plus
tard les travaux de ses élèves. — Enlevé trop tôt à ses
travaux, ce grand homme ne put, par malheur, élever
le monument dont il avait jeté les fondements ; mais à
l'impulsion qu'il avait communiquée à toutes les branches
des connaissances médicales, se rattachent les beaux
travaux d'anatomie pathologique des Dupuytren, de
Laennec, de Bayle, etc. ; les progrès dans la localisation
des maladies et dans l'histoire de l'inflammation, enfin
l'avènement de la doctrine physiologique qui lui doit,
en partie, les matériaux avec lesquels elle a été éle-
vée (1).

Quel était alors l'état de la science en ce qui concerne la théorie de ce mode pathologique, dont l'importance efface et absorbe dans la doctrine physiologique tous les autres états morbides ?

Aux théories mécaniques en faveur avant lui, à la
viscosité, à la stase du sang, à son passage dans les
vaisseaux de petit calibre, Haller avait substitué, comme
cause des phénomènes de l'inflammation, l'*irritabilité*
excitée au-delà de son type normal. — Borsieri indique (*inst. med. pract.*), les différents stimulus capables
de provoquer l'irritation, et il explique par l'irritation
anormale des tissus le développement de tous les phénomènes inflammatoires. Cullen, Hunter définissent
l'inflammation par ses symptômes les plus saillants. —

(1) Bichat entrevit la localisation des fièvres : « Je crois,
» dit-il, que si l'on examinait attentivement les affections locales
» et les fièvres aigues, on trouverait toujours une espèce de
» fièvre correspondante, par sa nature, à une espèce d'affection
» locale. » (*Anato. gén.*, t. 2, p. 502.)

La théorie de Brown , celle de Bichat n'a pas d'autre origine. Ce dernier avance que lorsqu'une partie est irritée, sa sensibilité organique augmente, le sang y est appelé en plus grande quantité , et y circule avec plus de rapidité. (*Anato. gén.*) Telles sont, comme nous le verrons plus loin, les idées qu'adopte Broussais.

Je signalerai encore parmi les travaux qui offrent quelques-unes des données principales de la doctrine physiologique, une remarquable thèse de Marandel sur *les irritations* (1807). Cet état morbide caractérisé, selon cet auteur , *par l'exaltation des forces vitales qui président aux fonctions nutritives*, détermine dans la partie qui en est le siége un afflux des liquides dont la nature varie en raison de celle des stimulants, du tempérament, de la saison , des circonstances individuelles. Marandel classe les irritations , comme l'a fait depuis Broussais, en : *nutritives, sécrétoires , hémorragiques, inflammatoires* (celles de toutes qui offrent ce phénomène sous l'aspect le moins équivoque.) — L'irritation inflammatoire est susceptible d'offrir cinq modes primitifs : elle est *essentielle* ou *primitive ; adhésive ; gangréneuse ; chronique ; ulcéreuse ;* division empruntée en partie à Hunter. Passant ensuite à l'étude des signes *locaux* et des signes *généraux*, Marandel fait remarquer que quand l'irritation est plus active, ou qu'elle occupe une plus grande surface , on voit se déclarer des phénomènes généraux , comme la fièvre, que ce médecin qualifie de *travail préparé* et *coordonné des fonctions de la vie ;* définition assez obscure empruntée au physiologiste Darwin. — Cette coordination, ces rapports réciproques des fonctions signalées avec soin par l'auteur se manifestent, comme il le fait observer, dans la plupart des maladies. Enfin il étudie *les terminaisons* des irritations, leurs effets, et les indications curatives qu'elles présentent. Du reste, sa classification des maladies prouve qu'il n'a pas compris à la manière de l'école physiologique le rôle que joue l'irritation dans la pathologie (1).

Les progrès dans la localisation des maladies devaient être un des résultats les plus immédiats des grandes vues de Bichat; mais comme la plupart des travaux entrepris dans cette direction appartiennent à l'école de Broussais, c'est dans la suite de ce travail que je m'en occuperai. Il est un ouvrage cependant qu'il n'est pas permis de confondre parmi ceux que vit éclore cette époque, et qui n'étaient, pour la plupart, que des commentaires de *la nosographie philosophique*; c'est *la médecine éclairée par l'observation et par l'ouverture des corps* (1804). Dans ce livre, peu méthodique du reste, diffus, et dont une foule de discussions oiseuses, d'assertions hypothétiques rendent la lecture assez fatigante, Prost montre cependant des idées très-avancées sur le siége des fièvres dites essentielles. Il prouve combien ses idées sur cette classe de maladies étaient nettement déterminées, lorsqu'il dit : « La fièvre résulte de l'exci- » tation communiquée à toutes les artères et au cœur, » soit directement par le sang ou l'action de ses vais- » seaux, soit sympathiquement par l'effet qu'exerce le » système nerveux sur le cœur et les divers organes.

(1) Irritations, atonies, transformations organiques, dégéné-rations organiques (tissus de nouvelle formation), corps étra n-gers, vices originels de structure.

» Lorsque l'irritation est bornée à une partie, lors-
» qu'elle n'est point assez vive pour se communiquer
» jusqu'au cœur et qu'elle n'est point assez forte, ni la
» susceptibilité assez accrue pour troubler tout le sys-
» tème nerveux et son centre, la maladie est locale,
» l'inflammation idiopathique, la fièvre n'a point lieu. »
(T. 1, p. 22), et plus loin, lorsqu'il ajoute que « l'état
» fébrile commence à un certain degré d'une altéra-
» tion qu'on ne peut tracer ; que les maladies qui don-
» nent lieu aux fièvres peuvent exister sans fièvre tant
» qu'elles restent dans leur premier état, et le pouls
» n'éprouver le trouble fébrile qu'instantanément. » Il
dit avoir ouvert un nombre considérable de personnes
mortes dans le cours des fièvres ataxiques, et avoir
constamment observé l'inflammation de la membrane
gastro-intestinale, très-vive après des symptômes vio-
lents, faible dans les tempéraments délicats. « J'avais
» fait au moins cent cinquante ouvertures de corps de
» personnes mortes dans les fièvres ataxiques sans pou-
» voir remarquer quelque chose de particulier dans le
» cerveau ; mais toujours j'avais vu des inflammations
» de la membrane muqueuse des intestins, avec ou sans
» excoriation. » Et plus loin : « Je reconnus que les in-
» flammations de la surface intérieure des intestins
» peuvent exister sans que la tunique péritonéale y par-
» ticipe ; que l'irritation de la membrane muqueuse des
» intestins *a lieu sans douleur* » (p. 7 et 12). Cette dernière observation est très-remarquable ; on sait que
Broussais affirmait l'avoir faite le premier. — Enfin, de
ses recherches Prost conclut : « Que les fièvres mu-
» queuses, gastriques, ataxiques, adynamiques, ont

» leur siége dans la membrane muqueuse des intestins ;
» qu'elles résultent des ulcérations de cette membrane,
» des moyens qui les produisent et les entretiennent. »
(*Ibid.*)

Avait-on jamais indiqué d'une manière plus positive
la participation de cet appareil aux divers ordres de pyrexies ? Et lorsque Prost dit : « Que les fièvres restent
» inflammatoires tant que l'excitation ne se commu-
» nique pas aux organes de la digestion , » n'est-on pas
frappé de la sagacité de l'observateur qui avait saisi,
sans pouvoir néanmoins se rendre complètement compte
de ce qu'il voyait, le passage de la première période des
fièvres typhoïdes à la seconde? — On trouve aussi dans
cet ouvrage beaucoup d'utiles aperçus, empruntés pour
la plupart à Bichat, sur les sympathies du canal digestif
avec le cerveau.

Prost fut mal compris. Ce qu'il y a de curieux, c'est
que Broussais lui-même qui ne le connaissait, dit-il, que
d'après les analyses des journaux, n'ayant pas eu le cou-
rage d'en continuer la lecture (3me *examen*, t. 4, p. 103),
lui reprocha avec ses contemporains d'avoir attribué *exclusivement* à la souffrance de la muqueuse gastro-intestinale les fièvres intermittentes, toutes les ataxiques sans
exception , et même la manie (1re édit. de l'*Histoire des
phlegmasies chroniques*). « Le respect que j'avais encore,
» dit-il, pour le professeur Pinel, et *la crainte de m'ex-
» poser à la critique*, m'arrachèrent la phrase suivante :
« J'ai trop souvent rencontré cette membrane *en bon état*
» à la suite des typhus les plus malins, j'en ai vu un trop
» grand nombre s'améliorer par l'emploi des stimulants
» les plus énergiques, pour partager l'opinion de ce mé-

» decin sur la cause de la fièvre ataxique. » (Loc. cit.)—
Malheureusement, Prost ignorait la valeur des lésions
cadavériques. Après avoir dit que : LES ALTÉRATIONS DES
MUQUEUSES DIGESTIVES DEVIENDRAIENT PEUT-ÊTRE UN JOUR LA
BASE DE LA MÉDECINE, on le voit ailleurs, considérer la
rougeur de cette membrane comme son état sain , et sa
pâleur dans l'adynamie comme due : « à l'éloignement
» du sang artériel des vaisseaux qu'il parcourt dans
» l'état naturel ! » (t. 1, p. 65.) Et puis, c'est *la bile*, ce
sont *les vers* qui entretiennent certaines phlogoses ;
c'est l'*adynamie* et l'*ataxie* qui *luttent* l'une contre l'autre.
(Ibid. p. 68.) Enfin, c'est une foule d'assertions vagues
ou aussi peu physiologiques qui prouvent que Prost,
malgré sa pénétration, ne trouva pas toujours la signification de ce qu'il cherchait. La doctrine physiologique
ne saurait donc être extraite de son ouvrage, nous
l'accordons volontiers à l'auteur de l'*Examen*, mais
elle y est du moins annoncée, et c'en était assez
pour ne pas mériter l'oubli dans lequel on le laissa (1),
et où il serait vraisemblablement encore sans les investigations auxquelles se livrèrent les adversaires de Broussais, pour lui prouver qu'il n'était pas l'auteur de sa doctrine.— Oubli qui ne peut étonner, du reste, lorsque
l'on sait qu'il en arriva presqu'autant à l'auteur de la
belle *Histoire des phlegmasies chroniques* avant qu'il ne
se fit chef d'école. C'est qu'à ces remueurs d'idées, seuls,
appartient le privilège de passionner les intelligences.
Quant aux collecteurs de faits, laborieux artisans de la

(1) Les journaux du temps en parlèrent à peine, et la *Biographie Médicale* ne fait pas même mention de l'auteur.

science, leur mission est d'élever péniblement les fondements qui supportent, il est vrai, l'édifice, mais qui,
enfouis sous le sol, n'attireront jamais l'attention de la
foule.

Il me resterait, pour compléter cette revue du passé
de la doctrine physiologique, à indiquer les nombreuses
tentatives de localisation qui surgirent de tous les points
de l'Europe à l'époque où je suis arrivé, notamment par
suite des transformations que subit le Brownisme en
Italie et en Allemagne. Nous verrions Tommasini déclarer, dès 1805, que : « la phlogose est la source d'une
» foule de fièvres dont on la considère ordinairement
» comme la complication ou la conséquence. » (*Rech.
pathol.*) — Le professeur Bondioli, cité par Tommasini, annoncer, dès 1806, que les phénomènes de l'irritation sont de nature et d'origine locales ; expliquer
par les sympathies le trouble et le désordre qui, sous
l'aspect de maladies générales, succèdent à l'irritation (1). Nous verrions Caffin, Petit et Serres, en France ;
à l'étranger, Mills, Marcus, Miller, etc., marcher tous
comme de concert dans cette voie nouvelle, tant elle était
l'expression des besoins de la science et de la tendance
générale des esprits. Mais d'une part, j'anticiperais sur
l'époque où Broussais fit son avènement dans le monde
médical, et je perdrais de vue, parconséquent, le but
que je me suis proposé dans cette partie de mon tra-

(1) *Précis de la nouvelle doctrine italienne*, 1816, trad. par
Vander-Linden, 1822. On sait que pour les autres contro-stimulistes, l'irritation est une *diathèse* qui tient le milieu, dit
Rubini, entre la diathèse du *stimulus*, et celle du *contro-stimulus*.

vail ; d'un autre côté, cela me conduirait à la discussion
des doctrines qui ont régné pendant la même période,
et auxquelles je vais consacrer un examen spécial dans
le paragraphe qui suit.

II.

C'est jusqu'à Sthal, jusqu'à Van-Helmont lui-même,
qu'il faudrait remonter pour trouver la source du
vitalisme moderne en opposition avec les doctrines
mécaniques et chimiques des 17me et 18me siècles. Toutefois, ce n'est que depuis Haller que la *force vitale*, dégagée peu à peu par Glisson, Gorter, Baglivi, etc., des
doctrines plus métaphysiques que physiologiques qui
avaient eu faveur jusque-là, notamment dans l'école de
Montpellier, est étudiée non plus d'une manière abstraite ou dans son essence cachée, mais dans ses effets
visibles. — La comparaison des symptômes avec les organes malades avait fourni à l'illustre Morgagni une
nouvelle application de la méthode expérimentale. Les
travaux de Cullen achevèrent d'asseoir le solidisme moderne en germe dans les écrits de Fr. Hoffmann et de
Haller. Aux théories humorales que Stoll, Zimmermann,
Gaubius avaient, pour quelque temps, remises en faveur, succéda le règne à peu près exclusif des doctrines
qui, prenant pour point de départ l'action vitale des parties solides, placent exclusivement dans ceux-ci seuls
les causes des maladies.

La doctrine de Brown en fut une conséquence.

3

Fr. Hoffmann avait expliqué toutes les maladies par le *spasme* ou par l'*atonie* des parties (1). Cullen, modifiant ses idées, considéra les affections fébriles comme produites par des causes débilitantes qui provoquent une réaction spasmodique d'où naît la fièvre. — Brown, dans un système qui semble se composer d'un mélange des idées émises par ces deux écrivains, soutint les principes suivants :

1° La vie résulte de l'action des *excitants* sur l'*excitabilité*.

2° Tout ce qui agit sur nos sens est excitant.

5° Le corps n'est susceptible que d'un excitement convenable — excessif — ou défectueux.

4° Les agents stimulants (c'est-à-dire tous les modificateurs de l'organisme) n'agissent que de l'une de ces trois manières : modérément — trop — ou trop peu.

5° Il n'existe parconséquent que deux causes de maladies : l'excès ou le défaut d'excitement — deux classes de maladies : affections *sthéniques*, affections *asthéniques*.

6° Le défaut d'excitement produit une faiblesse *directe*. — Plus celle-ci augmente, plus l'excitabilité est extrême ; d'où la nécessité des toniques dans toutes

(1) Cette division, que nous retrouverons dans le système de Brown et dans celui de Broussais, existe déjà en germe dans le *strictum* et le *laxum* de Thémison. Cependant Broussais, qui traite assez mal la médecine grecque, se défend de cette analogie : « Il s'agissait uniquement, dit-il, en parlant de la secte » méthodique, de la facilité ou de la difficulté que les atomes » éprouvaient à pénétrer dans les pores qui leur étaient appropriés, et qu'on se proposait d'ouvrir ou de fermer, selon les cas. » (*Examen*, t. 1.)

les maladies chroniques, afin d'épuiser, par ces excitants, cette accumulation d'excitabilité.

7° L'excès d'excitement, en épuisant l'excitabilité, fait naître une faiblesse *indirecte*. — D'où la nécessité des excitants dans toutes ces pyrexies intenses qui produisent l'accablement et l'impuissance du mouvement musculaire.

Puisqu'il n'y a que deux classes de maladies qui ne diffèrent que par le degré, point de spécifité, ni dans la pathologie, ni dans la thérapeutique. Tonifier ou affaiblir, voilà les seules indications qui puissent se présenter au praticien ; mais par suite des principes qu'on vient de lire, on voit que la médication tonique est la seule à laquelle on doive avoir recours, dans l'immense majorité des cas.

Quels rapports peut-on établir entre cette doctrine et celle de l'école Française ? Broussais admet, comme Brown, que l'homme vivant est *excité* par tous les modificateurs qui agissent sur lui à un certain degré, au-dessus ou au-dessous duquel il est malade. Le principal phénomène de l'excitation, c'est la *contractilité*, c'est-à-dire, la condensation, le raccourcissement de la fibre animale déjà connu sous le nom d'*irritabilité* (1). Tel est le point de départ de tous les phénomènes physiologiques et pathologiques. La contractilité est ou *physiologique*, ou trop forte (irritation), ou trop faible

_____

(1) L'irritabilité accordée par Haller aux organes musculaires exclusivement, fut considérée par ses élèves comme répandue à divers degrés dans tous les tissus, et indépendante de la force nerveuse. Bordeu concourut au succès de cette doctrine, en reconnaissant que chaque organe sent et se meut à sa manière.

(asthénie). En d'autres termes, la vitalité ne peut être qu'augmentée ou diminuée; l'action organique peut varier en quantité, mais non en qualité.—Il n'y a donc, pour Broussais comme pour Brown, que deux classes de maladies : maladies *irritatives* , et maladies *ab-irritatives* ou *asthéniques ;* deux classes de remèdes; point de médication spécifique, point de maladies spéciales. —De même que Brown admet une délibité *directe,* et une délibité *indirecte,* Broussais reconnaît une asthénie *primitive,* et une asthénie *consécutive* (1).

Voilà certes d'étroites analogies ; voici maintenant d'importantes différences : Brown traite de l'excitation d'une manière abstraite, et posant en principe la nécessité d'observer *l'unité organique* ou l'état général de l'organisme (d'où il déduit sa doctrine des *diathèses*), il se jette de prime-abord dans l'ontologie pure ; tandis que Broussais, pénétré des vues plus positives de Bichat (2) sur l'anatomie et la physiologie, étudie les agents de l'excitation dans leur rapport avec chaque tissu (3). Cette méthode expérimentale que, par mal-

(1) Il cherche à prouver que le défaut d'excitement produit les maladies irritatives en rendant l'organe plus susceptible d'irritation ; ce qui fait que beaucoup de maladies ab-irritatives dans le principe, deviennent irritatives consécutivement.

(2) Le dichotomisme pathologique de Broussais n'était cependant nullement conforme aux idées de Bichat , comme le prouvent plusieurs passages de ses écrits : « Tout phénomène pathologique, dit-il, dérive de l'augmentation, de la diminution *ou de l'altération* des propriétés vitales..... les maladies qui affectent plus spécialement la vie organique (fièvre inflammatoire, etc.) peuvent avoir leur siége *autant dans les fluides que dans les solides.* (*Anat.* génér. , considér. génér.)

(3) « La seule route qui puisse nous conduire à la vérité est

heur, Broussais n'a pas appliquée avec assez de rigueur, mais qui l'emporte autant sur la méthode hypothétique adoptée par Brown qu'un fait l'emporte sur une conjecture, conduit le chef de l'école française à proclamer à tort ou à raison, ce n'est pas ici le moment de le discuter : 1° que loin d'être asthénique, l'immense majorité des maladies est inflammatoire, d'où la nécessité des débilitants là où le médecin d'Edimbourg prodiguait les toniques ; 2° qu'un certain degré de force n'est pas nécessaire pour l'inflammation, et que les cas dans lesquels ce mode pathologique ne peut, vu la faiblesse apparente du malade, être combattue sans danger par les émissions sanguines, sont beaucoup plus rares qu'on ne le pense ; 3° qu'enfin les maladies sthéniques au lieu de provenir, comme le veut Brown, d'un excitement général, excessif, ou d'une diathèse, sont toujours locales. — Ainsi, tandis que rien n'est plus rare pour le réformateur écossais que de trouver des maladies locales (lesquelles ne sont guère à ses yeux que le résultat d'agents locaux), pour Broussais, toutes les maladies, les fièvres elles-mêmes, rentrent dans cette

» l'observation des rapports de l'homme avec les modifica-
» teurs externes, et des organes de l'homme les uns avec les
» autres.... Ce n'est pas l'abstraction *vie* qu'il s'agit d'étudier ;
» mais les *organes vivants*..... Si l'observation s'épuise en
» méditations sur des *propriétés*, sur des *forces* considérées in-
» dépendamment des organes ou des corps de la nature qui ont
» sur eux de l'action, elle manque son but » (*de l'irritation et de la folie*), et un peu plus loin : « Il est indispensable que le
» médecin ait toujours *la matière* des organes présente à son
» esprit ; qu'il n'oublie jamais que les idées abstraites de la
» science qu'il cultive lui sont venues par les sens ; qu'il ne peut
» sans danger procéder par des principes *à priori*. » (*Ibid.*)

classe. L'inflammation toujours identique ne varie que par ses degrés ; ainsi point de ces inflammations passives ou asthéniques admises par Brown (1).

En résumé, c'est juger superficiellement la doctrine française que de dire qu'elle n'est *qu'un Brownisme retourné*. On ne dénie pas à Brown le titre de génie original, nonobstant les idées qu'il a empruntées à Hoffmann et à Cullen , pourquoi le refuser au professeur de Paris , parce qu'il a emprunté quelque chose à Brown ? Un critique spirituel a mieux déterminé leur situation respective dans la science, en disant qu'après être partis d'un même principe, le degré d'excitation de la fibre organique, ils marchent *dos-à-dos*. Si nous suivons, en effet, ces deux chefs de secte au lit des malades , nous les voyons tous deux occupés de trois choses ; l'un de déterminer : 1° si la maladie est générale ou locale (et dans l'immense majorité des cas , il admet qu'elle est générale ; 2° si elle est sthénique ou asthénique (et presque constamment elle est asthénique); 3° quelle est la mesure, la quantité de l'excitement, afin de savoir quelle dose de tonique on peut administrer.

Broussais de son côté s'occupe à reconnaître : 1° l'organe malade ; 2° *comment* il est malade, ou la nature du mal (elle est presque toujours inflammatoire) ; 3° quelle est la mesure ou le degré de l'inflammation, c'est-à-dire, quels sont les antiphlogistiques appropriés à l'état du malade. En un mot, il substitue le solidisme local

(1) Il est certain que les idées d'inflammation et d'asthénie paraissent contradictoires ; cette distinction peut tout au plus s'appliquer à l'hyperhémie passive ou mécanique.

au solidisme général de son devancier ; ce qui ne l'empêche pas de se perdre plus tard lui-même dans les abstractions, lorsque poursuivant des yeux de l'imagination les transformations et les voyages de l'irritation dans tous les organes, il prétend fonder un système de pathologie sur les phénomènes les plus profondément cachés, les moins observables de l'organisme. — Si Brown eut montré moins de dédain pour les recherches d'anatomie pathologique, il aurait vu que les organes étaient surexcités et phlogosés dans une foule de cas où on les croyait débilités. Quoiqu'il en soit, on ne saurait lui refuser, pas plus qu'à Broussais, une grande puissance de généralisation ; peut-être même cette faculté existait-elle chez le premier à un degré plus éminent ? Singulière destinée que celle de ces deux hommes, puissants par la parole, et qui, apparus à quelques lustres de distance, virent tous deux une partie de l'Europe médicale embrasser avec enthousiasme leur système, à la décadence duquel l'un assista, tandis que l'autre ne s'y dérobait que par une mort prématurée (1).

(1) Si l'on voulait pousser plus loin ce parallèle et entrer dans le domaine de la biographie, il y aurait plus d'une analogie à signaler entre ces deux novateurs dans leur dédain du passé, leurs attaques contre leur maître (Cullen et Pinel) ; leur verve d'indignation contre leurs adversaires ; leur chaleur de conviction, et l'enthousiasme qu'ils savaient communiquer à leur auditoire. Leur confiance dans la durée de leur doctrine était également imperturbable. « Un art conjectural, dit Brown, rempli d'incohérences, et faux dans presque toutes ses parties, serait-il enfin ramené à une science certaine qui pût être appelée la science de la vie ? Tous ceux qui ont étudié mon système avec assez d'application ont jusqu'ici répondu à cette question par l'affirmative. » (*Élém. de médecine*, trad. par Fouquier.)

Si le Brownisme eut de zélés défenseurs, il eut aussi des détracteurs ardents, et l'expérience en ayant bientôt montré l'exagération et les vices, il fut profondément modifié, en France où les traditions Hippocratiques avaient de tout temps conservé de sages adeptes ; en Allemagne par P. Franck, Marcus, Sprengel ; en Amérique par Ed. Miller, Rush, de Philadelphie (1793) ; en Italie, où il donna naissance au contro-stimulisme.

Je n'ai pas à faire ici un exposé de la doctrine italienne ; signaler ses points de contact et de divergence avec la doctrine française, montrer qu'elle naquit de ces mêmes besoins, de ces mêmes tendances dont Broussais fut le représentant le plus élevé parmi nous ; rechercher enfin ce que la médecine française put lui emprunter et lui devoir, voilà sous quels rapports seulement j'ai à m'en occuper.

Tandis que Broussais attribue, d'après Brown, à tous les modificateurs la propriété de stimuler, ne regardant comme *débilitants* que ceux qui sont doués de cette faculté à un moindre degré, les médecins italiens reconnaissent, au contraire, l'existence de modificateurs qui diminuent *directement* l'action organique, et dont l'action n'est pas seulement moindre, mais opposée à celle des stimulants. — Partant de cette division toute expérimentale des agents thérapeutiques en *stimulants*, et en *contro-stimulants* (1), Rasori s'occupe de déterminer d'une part quelles sont les maladies dans lesquelles la vitalité est en excès, et où l'usage des contro-stimulants

(1) Depuis Rasori, les médecins de cette école ont admis deux autres classes d'agents qu'ils appellent les uns *irritants,* les autres *spécifiques.*

est indiqué ; d'une autre part, quelles sont celles qui
offrent les conditions opposées. — Or, quels sont selon
lui les principaux contro-stimulants ? La gomme-gutte,
la digitale, le colchique, le jalap, les cantharides, la
scille, le café, etc. ; en un mot, les substances regardées
par Broussais comme les plus irritantes. — Autant le
réformateur français met de circonspection, de timidité
même dans la prescription des remèdes, autant les médecins de la Péninsule montrent de hardiesse dans
l'administration et le dosage de leurs médicaments héroïques. — Là où les Italiens admettent une contro-
stimulation, les physiologistes ne voient qu'une révulsion.

Tandis que Broussais rapporte tous les faits qu'il
observe à la lésion des tissus et à leurs sympathies, les
contro-stimulistes tout en admettant des affections locales, et l'effet des sympathies dans la production de
certaines maladies (*irritatwes*), s'occupent plutôt de
l'irritation d'une manière générale et collective.
— Les états généraux ou *diathèses* de Brown, sans cause
locale, existent encore pour eux : seulement, ils ont
changé les mots. A la *faiblesse indirecte* du médecin
écossais, ils substituent *la diathèse inflammatoire*, et
font dépendre les fièvres continues d'un état sthénique, d'où la nécessité de remplacer les excitants par
des hyposthénisants : idée dont la priorité leur appartient. Admettant d'ailleurs la transmutation des diathèses, ils emploient des médicaments de nature différente dans les diverses périodes d'une même maladie.—
Ils déclarent que l'*inflammation* est toujours, quelles
que soient les modifications qu'elle puisse éprouver, le

résultat de la stimulation des tissus qui en sont le siége.
Les divers états de force ou de faiblesse des sujets, ne
font pas varier son caractère fondamental. Aigues ou
chroniques, ce sont, pour nous servir de leur langage,
des maladies *de stimulus* (ainsi point d'inflammations passives). Ils rejettent aussi les phlegmasies intermittentes,
et veulent que l'inflammation ait un cours nécessaire.
— L'inflammation est le mode au moyen duquel s'o-
pèrent les altérations, les dégénérescences, les transformations de tissu. — Il y a une étroite analogie entre
les effets des stimulations naturelles, et ceux des irritations morbides; et il est fort difficile, dans bien des
cas, de poser les limites qui séparent la simple excitation locale avec augmentation de la circulation, sans
altération de tissu, de l'inflammation véritable. —
Enfin, tandis que pour Brown les maladies asthéniques
sont aux maladies sthéniques comme 97 à 3, les contro-
stimulistes se rapprochant en cela des physiologistes,
affirment que les premières sont aux secondes comme
3 est à 97.

Telles sont les analogies essentielles, telles sont
les principales différences qui existent entre les deux
écoles (1).

Quelques critiques ont prétendu que Broussais avait
dù, dans le cours de ses campagnes en Italie, connaître
et mettre à profit les principes de la nouvelle doctrine

(1) Les doctrines italiennes ont subi depuis cette époque des
modifications nombreuses, mais dont je n'avais pas à m'occuper ici, où mon seul but était de rechercher ce que Broussais
put devoir à ses devanciers ou à ses contemporains, *à l'époque*
où il institua sa doctrine.

italienne ; mais ses déclarations (1), celles de Tommasini lui-même infirment cette assertion avancée sans
preuves, et dans des intentions plus malveillantes que
scientifiques. Quant à moi, j'aime mieux voir dans les
analogies qu'on peut signaler entre les deux doctrines,
une preuve non équivoque de la marche progressive des
idées et des tendances communes de l'Europe médicale,
au commencement de ce siècle ; tendances dont Broussais fut en France, comme Rasori et ses élèves furent
en Italie, les interprètes les plus intelligents et les plus
avancés (2).

Tels sont les faits et les théories auxquels se rattache
l'avènement de la doctrine de l'irritation dans le monde
médical ; tels sont les hommes qui lui ont servi de précurseurs. Sans entrer à cet égard dans de grands développements qui m'eussent trop écarté du but que je me
suis proposé, et qui appartiennent plutôt à l'histoire de
la science en général, qu'à celle d'une école en particulier, j'en ai assez dit pour prouver que loin de rompre
la chaine des traditions, Broussais ne fit, à bien des

(1) « Mon ouvrage (l'histoire des phlegmasies) n'était point
» calqué sur ceux de cet auteur, dont je n'avais alors nul con-
» naissance. Je pratiquais à Udine, dans le Frioul, uniquement
» occupé de mon hôpital militaire, et je n'avais aucune idée de
» ce qui se passait à Bologne, à Milan et dans les principales
» villes de la belle Italie. D'ailleurs, si l'on me compare à Tom-
» masini, on verra que notre manière de faire est assez diffé-
» rente pour que le lecteur impartial ne puisse élever aucun
» doute à cet égard. (3me *Examen*, t. 2, p. 456.)

(2) Ainsi, nous avons vu que dès 93, Rush, de Philadelphie,
et peu de temps après, d'autres médecins Américains dont les
travaux étaient encore inconnus en France, modifiaient dans le
même sens les idées de Brown.

égards, et dans ceux de ses travaux qui resteront, que féconder des idées pressenties avant lui, mais auxquelles il fallait la double consécration du temps et du génie (1). — C'est qu'en effet, avant d'acquérir droit de bourgeoisie dans la science, les vérités nouvelles ont un long stage à faire. Ce ne sont d'abord que des conjectures, des hypothèses, jusqu'au jour où un homme supérieur les mettant en lumière, montre le parti que l'on peut en tirer. Il semble qu'il y ait, dans l'histoire des sciences comme dans la vie morale des peuples, des phases marquées pour le développement progressif de certaines idées, qui si elles se produisent avant que les esprits ne soient convenablement préparés pour les recevoir, avortent comme une semence tombant dans un sol infertile. Ainsi, le rôle que joue l'inflammation en général, et celle du tube digestif en particulier, dans un certain nombre de maladies, ne pouvait être suffisamment démontré avant les progrès de la physiologie, son application à la pathologie, et aux recherches nécroscopiques.

Peut-être conclura-t-on de l'exposé que je viens de tracer, que la médecine, amenée successivement à une révolution complète dans ses principes et dans ses applications, par les travaux des hommes éminents que je viens de citer, n'avait, pour ainsi dire, qu'un pas

(1) « Si Broussais, en rappelant vers l'étude des organes di-
» gestifs l'attention que Brown en avait trop détournée, se fût
» présenté à ses contemporains, étayé par les autorités qu'il eût
» pu trouver dans les ouvrages de ceux qui l'avaient précédés,
» son système n'eût pas rencontré des opposants aussi variés ;
» les vérités qu'il renferme eussent été plus facilement accueil-
» lies. (Trav. de la Soc. de méd. de Caen ; concours de 1830.)

à faire pour entrer dans la voie qu'ouvrait devant elle le chef de l'école physiologique? Un coup-d'œil rapide, jeté sur l'état de la *médecine agissante* à l'époque où parut Broussais, démontrera néanmoins combien il restait à faire au réformateur, pour faire accepter ses idées, et surtout pour les faire passer *dans la pratique*. — Ce sera, dans cette partie rétrospective de mon travail, l'objet d'un troisième et dernier paragraphe.

III.

On se tromperait étrangement en s'imaginant qu'à une époque donnée de l'art, la pratique est en harmonie avec les idées les plus avancées en théorie. La pratique, lent héritage du passé, suit ses anciens errements aussi long-temps que les doctrines nouvelles n'ont pas passé dans le domaine public. Quant aux efforts partiels, incomplets, tentés de loin en loin par quelques observateurs éminents pour renouveler l'art, éclairs du génie au milieu de la nuit de la science, ils ont bien peu d'influence sur la direction suivie par les praticiens, classe peu lettrée par défaut de loisir, et qui ne va guère chercher ses inspirations dans les livres. Ainsi, les travaux des Baglivi, des Hoffmann, des Chirac, des Rega, des Pujol, des Prost, modifièrent-ils moins qu'on ne pouvait le croire, la pratique de leurs contemporains. En tout temps, sans doute, on a vu de grands praticiens faire une bonne médecine; mais comme ils tiraient leurs succès d'un habile emploi de l'induction et de leur expérience, plutôt que d'idées bien arrêtées sur le siége et la nature des maladies, ces

succès leur étaient personnels. L'engouement du 18ᵉ
siècle pour les systèmes artificiels de pathologie, em-
prunlés par une fausse analogie à l'histoire naturelle,
contribua, d'ailleurs, à détourner la médecine de
l'excellente voie dans laquelle ces grands observateurs
avaient voulu l'engager, et fit perdre de vue le rapport
des fonctions avec les organes. — Quoique l'école de
Paris comptât dans son sein des hommmes supérieurs,
indécise dans ses idées, elle n'entrait qu'avec circonspection dans les vues nouvelles. Quant à l'école de
Montpellier, elle continuait à s'absorber dans l'étude
de la métaphysique médicale qui a toujours fait le fond
de son enseignement. Broussais ne trouva donc pas la
pratique de l'art au point où auraient pu l'amener les
recherches bien comprises et largement formulées de
tant d'observateurs éminents.

A l'époque où parut l'*Histoire des phlegmasies chroniques*, Pinel tenait le sceptre médical. *La nosographie
philosophique*, point de ralliement des médecins français, passait pour avoir fait faire un progrès considérable à la science, et il ne semblait pas possible d'aspi-
rer de long-temps à de nouvelles réformes. Pinel, esprit
sagace et flexible, avait su, tout en conservant les traditions Hippocratiques dans l'histoire des maladies,
emprunter aux acquisitions récentes de l'art quelques
données fécondes sur leur siége. Il flattait la manie de
son époque toute condillacienne, en annonçant qu'il
venait porter le flambeau de l'*analyse philosophique*
dans la pathologie. Néanmoins, la *nosographie* ne pouvait être exempte des défauts inhérents à ce genre
d'écrits; défauts signalés avec une grande vérité par

Broussais, lorsqu'il accuse son auteur de n'avoir décrit que des groupes de symptômes arbitrairement formés, et non pas un véritable tableau des maladies, emprunté à l'état organique « prenant, dit-il, dans l'histoire de » chaque maladie ce qui pouvait s'adapter au cadre » dont il a fait choix, excluant les complications, mé- » connaissant la distinction des phénomènes locaux et » des phénomènes sympathiques, qui peut seule con- » duire à la connaissance du siége et de la nature du » mal. » La classe *des fièvres* n'offrait pas moins de prise à la critique, comme nous l'avons fait voir ; ainsi, tout en les localisant, Pinel ne les plaçait pas moins dans la classe des affections *essentielles*, laissant ignorer entièrement en quoi cette connaissance du siége devait modifier le traitement, et l'opinion qu'on en pouvait concevoir (1). C'était affaire de pure curiosité ; on vou- lait se donner le spectacle des lésions, qui étaient tou- jours regardées comme l'effet, jamais comme la cause des symptômes ; et puis cette satisfaction accordée aux tendances vers l'anatomisme qui se manifestaient alors, on n'en concluait rien, sinon qu'il y avait toutes sortes de raisons pour que le malade mourût.—Quant aux autres classes de maladies, Pinel, après avoir combattu l'humorisme à outrance, se montrait humoriste dans les phlegmasies éruptives. Il confondait l'inflammation du péritoine avec celle de la muqueuse digestive, et mé-

_____

(1) C'est ainsi qu'après avoir reconnu le siége de la fièvre muqueuse (adéno-méningée), il dit : « On sent la nécessité de » recourir à l'usage de l'émétique dès les premiers temps , à » cause de l'*atonie* de l'estomac, des nausées et des vomisse- » ments. » (*Nosogr. philos.*, 2ᵐᵉ édition.)

connaissait la lésion de l'intestin grêle dans les affections typhoïdes, dont on trouve les traits disséminés
dans plusieurs ordres de fièvres. Il rattachait les fièvres
intermittentes aux fièvres continues, ce dont Broussais
le loua beaucoup, mais ce qui n'est plus acceptable aujourd'hui. Il rapportait la dysenterie aux affections ca-
tarrhales de la muqueuse. — En ce qui concerne le traitement, l'auteur de la *nosographie* expectant dans le
cours, ou au moins au début de la plupart des maladies
aigues, n'avait pu se dépouiller tout-à-fait des vieilles
idées humorales dans l'emploi, si fréquent encore de son
temps, des vomitifs et des purgatifs. Enfin, malgré la
guerre qu'il livrait au Brownisme, il ne se faisait pas
faute d'employer les toniques et les stimulants dans
toutes les circonstances où l'adynamie se montrait,
qu'elle fût ou non le résultat de la phlegmasie des viscères. Car la distinction de l'adynamie en fausse ou
vraie n'était guère possible, à une époque où l'histoire
des phlegmasies viscérales était si peu avancée.

Pinel fut cependant un esprit d'élite ; nous ne voulons en rien diminuer de son mérite. Il rendit un service véritable à ses contemporains, en fixant les éléments épars de la science dans un cadre sagement
ordonné, et qui pouvait s'élargir à mesure que le
demandaient ses besoins, en portant les derniers coups
aux fausses théories humorales qui s'étaient perpétuées
à travers toutes les viscissitudes de l'art dans la pratique vulgaire ; en discréditant un système qui faisait
un déplorable abus des toniques ; mais il négligea trop,
peut-être, le fond pour la forme. D'ailleurs, pour être
un écrivain disert, un nosologiste ingénieux, un obser-

valeur sagace, on n'est pas un homme de génie; on
sert la science en lui montrant le parti qu'elle peut
tirer de ses richesses, mais on ne la fait pas marcher
vers de nouveaux progrès.

Quand à Bichat, enlevé au milieu de ses travaux
inachevés, il avait plutôt ouvert la voie à de nouveaux
progrès, qu'il ne les avait accomplis lui-même. Ses
propriétés vitales, qui tantôt désignaient la cause inconnue des phénomènes primitifs, tantôt ces phénomènes
eux-mêmes, ne fournissaient qu'une base incertaine à
la science; et la plupart des praticiens imbus de cette
vague physiologie, transformant ces propriétés hypothétiques en puissances régulatrices dont la force, la
faiblesse, ou les aberrations déterminaient la santé ou
la maladie, adressaient leur traitement à ces abstractions, et ne voyaient dans les lésions cadavériques que
le résultat du trouble de ces fonctions.

J'ai voulu, pour mieux faire comprendre ce qu'était
la science à l'époque où Broussais parut sur la scène,
la montrer dans les deux hommes, et surtout dans l'ouvrage où elle se reflète, pour ainsi dire, tout entière, où
elle apparaît sous sa forme la plus avancée. Mais si nous
portons nos regards sur la médecine contemporaine,
telle qu'elle se montrait en réalité entre les mains du
plus grand nombre de praticiens, que voyons-nous? Ici
des Browniens proscrivant la saignée dans les maladies
les plus inflammatoires (1); là des humoristes ou des

(1) On allait jusqu'à dire qu'elle convenait rarement dans la
pneumonie. Les congestions cérébrales même furent combattues
avec les fortifiants. (Regnault, *in journ. univers. des sciences
medic.*)

empiriques perpétuant les traditions d'un siècle précédent: voyant dans le désordre des fonctions une influence maligne exercée sur les nerfs par des matières viciées ; attribuant à la faiblesse des mouvements organiques, à l'épuisement des forces mécaniques, la stagnation du sang et des humeurs, d'où la nécessité de tonifier et de purger ; enfin quelques Hippocratistes, ou vitalistes plus sages, et préférant l'expectantisme aux fausses lueurs d'une thérapeutique tour-à-tour empruntée aux doctrines les plus hétérogènes : « Ensemble informe » d'idées inexactes, disait Bichat, d'observations souvent puériles, de moyens illusoires, de formules aussi » bizarrement conçues que fastidieusement assemblées (1) ». — « Véritables écuries d'Augias, ajoutait » Alibert, et qui demanderaient pour les nettoyer des » bras d'Hercule. » (*Nouv. éléments de thérapeutique,* t. 1.)

Peut-être croira-t-on que, grâce à l'élan communiqué par Bichat, et par quelques-uns de ses disciples à l'anatomie pathologique, l'étude de cette science et la localisation des maladies étaient déjà choses vulgaires ? Loin de là, un praticien versé dans ces connaissances passait encore, à la fin du 18e siècle, pour une rareté, une espèce de prodige. On l'appelait en consultation dans les cas rares. (Réveillé-Parise, *notice sur Portal.*)

(1) Il est curieux de voir Réga porter, il y a plus d'un siècle, un jugement à peu près semblable sur la thérapeutique de son temps : « Ista farrago medicamentorum videtur irrupisse in artem medendi toto cum artis nostra dedecore. quum sæpiùs » unico et simplici remedio ad partem primitùs affectam directo, » funditùs curari possint symptomata, dùm scilicet ab unà eàdemque causâ dependent. » (*Loc. cit.*)

D'ailleurs, les autopsies, quand on en faisait, n'étaient pas pratiquées avec assez de soin pour renverser des faits vus à travers les théories dominantes, et plutôt dans le but de relater les circonstances extraordinaires, que les altérations produites par les maladies les plus fréquentes. Pinel lui-même ne faisait le plus souvent ouvrir que celle des cavités sphlanchniques qu'il soupçonnait être le siége du mal. — Voici ce que M. Mérat écrivait en 1816 (notez bien la date) : « Je n'exagère » pas, lorsque j'avance que cette science est *une énigme* » pour la *très-grande majorité* des médecins. Il n'y a » peut-être pas *vingt personnes à Paris* capables d'en- » tendre d'une manière satisfaisante les ouvrages qui » en traitent. » (*Journ. de méd.* de Sédillot, t. 57.) Et pourtant les Dupuytren, les Bayle, les Laennec, les Cruveilher, etc., avaient déjà publié leurs intéressants travaux !

Relativement aux affections du tube digestif, M. Rayer fait observer que sur 28,299 malades admis dans les hôpitaux en 1807, *six* seulement sont désignés comme atteints d'une phlegmasie de l'estomac. — Or, si nous cherchons dans quels ordres de maladies, et sous quelles dénominations existaient, pour les médecins de ce temps, les phénomènes morbides attribués depuis, par l'école physiologique, à l'inflammation du ventricule et des intestins, nous les trouvons le plus souvent dans l'ordre *des fièvres*, ou bien nous voyons figurer à titre *d'espèces morbides* des particularités séméïologiques empruntées aux lésions des fonctions, aux produits sécrétés, etc. On ne songeait pas du tout à reconnaître quelle partie du tube digestif, encore moins quelle membrane ou

quel élément anatomique étaient spécialement affectés (1) ; et loin de regarder le mouvement fébrile comme
l'expression symptomatique de ces lésions, on l'envisa-
geait généralement comme la cause, le point de départ
de tous les phénomènes morbides. — Or, comment se
reconnaître dans une pathologie où la considération des
maladies était empruntée, tantôt aux humeurs excrétées
(catarrhes, fièvres bilieuses, muqueuses), tantôt à quelques symptômes irréguliers ou prédominants (fièvres
ataxiques, pernicieuses, malignes); ici aux organes affectés (pneumonies, hépatites, etc.), là à l'état des forces
(fièvres adynamiques) ; — dans une pathologie qui confondait une foule de maladies chroniques sous le nom de
dartres, de scrophules, de virus, d'hypocondrie, d'obstructions, qu'on se proposait de *fondre*, sans songer
aux organes sur lesquels on déposait ces fondants.....!

Maintenant, si l'on se rappelle que les ouvrages où
l'on trouve les avant-coureurs de la dernière révolution
médicale, étaient, pour la plupart, enfouis dans la pous-
sière des bibliothèques ou ignorés du plus grand
nombre ; que les vérités qu'ils annonçaient, loin d'avoir
pris racine dans la science, n'étaient connues que d'un
certain nombre d'érudits, nous en concluerons qu'au
chef de la doctrine physiologique appartient tout entier

---

(1) Prost et quelques autres avaient annoncé, nous l'avons
prouvé, d'importantes vérités à cet égard; mais on en avait si peu
tenu compte qu'on voit Laennec avancer dans un mémoire sur
la péritonite, publié en 1805 (un an après l'ouvrage de Prost), que
les maladies décrites sous le nom de *gastrite*, d'*omentite*, de *mé-
sentérite*, d'*entérite*, ont leur siége dans le péritoine. (*Journ. de
Corvisart*, t. 5.) C'était aussi l'opinion de Pinel. (*Nosogr. philos.*,
1re édit.)

l'honneur ou le blâme qui peut revenir des idées qu'il
a jetées dans le monde médical. Sans doute, l'histoire
de la science doit tenir un compte sérieux des efforts
tentés à diverses époques, dans une même direction ;
il n'expliquera jamais sans cela la loi de filiation des
systèmes, ni la venue d'une école quelconque. Mais exposer les idées les plus avancées de quelques observateurs
éminents à telle époque, c'est écrire l'histoire de cette
époque, ce n'est pas faire connaître l'*influence* que ces
idées avaient exercée sur la pratique contemporaine.

D'ailleurs, à la manière dont Broussais parle de ses
devanciers dans les deux premières éditions de l'*Examen*,
il est évident que la plupart de ceux que nous avons
cités lui étaient inconnus. Nous lui en avons vu faire
l'aveu. L'activité de sa vie militante ne lui avait pas
laissé assez de loisir pour la lecture. Il traitait même
alors avec assez de dédain ces sortes de recherches ;
« faisant, dit-il, constamment abstraction dans ses tra-
» vaux des théories et des systèmes enseignés dans les
» ouvrages des médecins. » (*Examen*, 2ᵐᵉ édit.) Ailleurs,
il présente l'*ontologie* comme « une découverte dont il
» n'a trouvé le germe nulle part » (*Ibid.*, p. 7.) Il ajoute
un peu plus loin : « J'ai fait connaître les inflamma-
» tions du tube digestif, dont l'ignorance jetait un voile
» impénétrable sur la pathologie (*même page*)..... S'ils
» ne pensaient pas à cela, c'est que cela n'est point dans
» les classiques médicaux ; si les classiques médicaux
» n'ont point consigné cette idée dans leurs écrits, c'est
» qu'elle n'est enseignée et développée nulle part. »
(*Ibid.*, p. 857.) Et en parlant de la gastro-entérite des
fièvres : « Tous l'ont méconnue, quand elle est sans dou-

» leur locale. (*Ibid.*, p. 159) (1)...... On avait fait du
» tube digestif un vase inerte, ou une espèce de cloaque
» qui n'inspirait que du dégoût ou de l'horreur. » (*Ibid.*
p. 281.) Aussi, l'étonnement du réformateur est-il
grand quand il voit M. Miller parler en physiologiste de
l'influence de l'estomac dans les fièvres malignes :
« M. Miller, dit-il, est le premier, à ma connaissance,
» qui ait mis l'estomac à sa véritable place dans l'ordre
» physiologique. » (*Ibid.*, p. 324.) A coup sûr, l'homme
qui écrivait ces lignes, qui réclamait en face de l'Europe
médicale *la découverte* des affections gastriques, n'avait

(1) Et cependant Prost avait dit : « Je reconnus que les in-
» flammations de la surface intérieure des intestins peuvent
» exister sans que la tunique péritonéale y participe ; que l'irri-
» tation de la membrane muqueuse des intestins *a lieu sans dou-*
» *leur locale.* » (*Médecine éclairée par l'ouverture des corps,*
t. 1, p. 8.) Broussais oubliait que treize ans auparavant, il avait
lui-même cité, en les critiquant, les travaux de Prost, et son
opinion sur les affections de la muqueuse gastrique qu'il trouvait alors très-exagérée, bien qu'il dût plus tard renchérir sur
elle. Voici, au reste, ce passage qu'il est curieux de rapprocher
des assertions un peu contradictoires de l'*examen* que nous venons de citer : « La phlogose *obscure* de la membrane muqueuse
» de l'estomac et des intestins a cependant frappé plusieurs
» observateurs modernes dans l'étude de l'anatomie patholo-
» gique. Je citerai particulièrement M. Prost, qui, dans trois
» ouvrages imprimés (suivent les titres), s'est étudié à prouver
» que l'irritation de cette membrane peut exister pendant long-
» temps sans douleur locale, qu'elle produit le trouble des fonc-
» tions animales, et une foule de lésions que l'on attribue ordi-
» nairement à toute autre cause. Ce mécanisme lui a même paru
» si fréquent, qu'il n'a pas hésité à attribuer exclusivement à la
» souffrance de la muqueuse gastro-intestinale les fièvres in-
» termittentes, toutes les ataxiques sans exception, et même la
» manie. (*Phlegm. chroniq.*, 1ʳᵉ édit., t. 2, p. 7.) »—J'ai dit, du
reste, que Broussais ne connaissait alors l'ouvrage du médecin
de Castres que par l'analyse qu'en donnaient les journaux.

lu ni Baglivi, ni Chirac, ni Rega, ni Prost, etc. Brown
et Bichat, voilà les seules sources où il se soit réellement inspiré, bien qu'il répétât souvent en 1816 :
« Qu'il fallait revenir à la médecine de nos pères (c'est-
» à-dire, aux émissions sanguines, et au traitement anti-
» phlogistique), dont les systèmes modernes nous ont
» détourné. »

Je l'avouerai cependant, Broussais n'a pas été toujours sur ce chapitre d'accord avec lui-même ; et quelques lignes échappées de sa plume, pourraient faire
supposer qu'il connût mieux que nous ne l'admettons
les travaux de ses devanciers. Tel est, par exemple,
ce passage dans une réponse aux critiques du médecin
Fodéra : « Je ne prétends atténuer le mérite d'aucun
» auteur, je dis plus ; c'est autant d'après les travaux
» des autres, que d'après mes propres observations,
» que j'ai exprimé les vérités physiologiques que je re-
» garde comme la base de la physiologie. Mais je ne
» voulais pas noyer la doctrine physiologique dans un
» déluge de citations, comme j'aurais fait si j'avais rap-
» porté tous les faits et toutes les dissertations d'où mes
» conclusions étaient découlées. » (*In journ. univ.*, t. 24).
— Je ne discuterai pas la valeur de cette justification,
bien faible, si l'on réfléchit que l'auteur de l'*Examen*
qui, dans les deux premières éditions de cet ouvrage, ne
citait pas même Réga, consacrait de longues réfutations
à des noms obscurs, à la discussion des opinions du
médecin Hernandez sur le typhus, etc. Mais on peut
se demander lequel dit vrai, du réformateur de 1821,
qui revendique fièrement comme sa propriété, les principes fondamentaux de la doctrine physiologique, ou

du polémiste qui reporte modestement en 1816, une
partie de ses découvertes à ses devanciers ou à ses contemporains? Quant à moi, je persiste dans l'opinion que
j'émettais tout à l'heure sur l'ignorance dans laquelle
était Broussais de la plupart des travaux qu'on lui a
opposés depuis , comme lui ôtant des droits à ses découvertes, ou au moins à la priorité. Je ne vois dans
sa réponse à Fodéra, et dans les autres passages de ce
genre, que la crainte d'être pris en flagrant délit d'ignorance. Nous n'aimons pas à apprendre de la bouche
d'un Aristarque des choses que nous sommes censés savoir nous-mêmes. C'est une des faiblesses de l'amour-
propre auxquelles doit être plus accessible encore qu'un
autre, celui qui s'annonce comme venant apporter des
vérités nouvelles. Le fait est que Broussais qui depuis,
lut et travailla beaucoup, ne s'occupa de recherches d'é-
rudition que lorsque la critique, en lui signalant certains ouvrages, lui eut fait une obligation de les lire.
Mais comme tous les hommes avancés de sa génération,
il était imprégné des idées nouvelles qui, grâce aux
progrès nécessaires de la science , s'élaboraient lente-
ment, en attendant qu'un puissant généralisateur vint
les coordonner en un corps de doctrine, et les faire pénétrer dans les masses.

Ici se termine la première partie de la tâche que je
m'étais imposée. Loin de vouloir ternir l'éclat d'une
gloire contemporaine, mon unique but dans cette recherche sincère du passé, a été, on le voit, de la renouer
aux gloires passées ; d'en donner une intelligence plus
complète en la rattachant aux grandes lois du développement scientifique, et en la dégageant des éléments

étrangers auxquels on avait voulu la mêler. — C'est sous l'inspiration des mêmes idées que nous allons assister au spectacle non moins curieux des différentes phases de la doctrine physiologique.

* * *

Phases de la Doctrine.

« Quæ fundata sunt in naturâ, crescunt et perficiantur ;
» Quæ vero in opinione variantur , non augentur. »
(BAGLIVI, *oper. omn.*)

Je me propose de faire, dans cette partie de mon travail, ce que j'appellerai l'*Histoire extérieure* de la doctrine physiologique ; c'est-à-dire , que je rechercherai quelle position elle a conquise dans le monde médical , quelle influence elle y a exercée ; quelles causes en ont assuré le succès, quelles en ont amené la ruine.

Trois phases bien distinctes partagent cette histoire. — Dans la première, que l'on fait ordinairement aller de 1816 à 1821 (c'est-à-dire de la publication du *premier examen au second*), on voit Broussais attaquer l'essentialité des fièvres, et développer, tout en poursuivant son œuvre de critique , l'histoire des phlegmasies aigues et chroniques ; c'est la période de LUTTE. — Dans la seconde, qui va de 1821 à 1828 environ (publication du *second et du troisième examen*), le chef de l'école physiologique resté vainqueur, s'efforce de faire reconnaître l'irritation comme la loi unitaire de la pathologie ;

c'est la période D'ORGANISATION. — La troisième est marquée par le discrédit de plus en plus complet dans lequel tombe la doctrine.

Bien que Broussais ne se soit réellement posé en réformateur qu'en 1816, c'est de la publication de l'*Histoire des phlegmasies chroniques* (1808), que date en réalité la révolution médicale dont il est l'auteur (1).

Nous avons vu combien étaient rares, incomplets, peu concluants, les faits acquis jusqu'alors à la science

(1) Le futur réformateur de la médecine française ne s'était fait connaître, avant cette époque, que par une thèse inaugurale sur la *fièvre hectique*, dans laquelle il adoptait avec ferveur les idées de Pinel, et se montrait plus essentialiste que l'auteur de la *nosographie*, lui-même, car Broussais ne pouvait rien être à demi. — Pinel n'avait pu lui trouver une place dans les premières éditions de son livre ; et cependant Cullen déjà avait dit : « Dans la plupart des systèmes de médecine, on a indiqué comme » maladie principale, une espèce de fièvre nommée *hectique*, » mais je ne l'ai jamais observée comme maladie primitive. J'ai » constamment vu qu'elle était un symptôme de quelque affection » locale, le plus communément de quelque suppuration. » (*Élém. de méd. prat.*, t. 1.) Je cite à dessein ce passage pour prouver combien les idées de localisation étaient déjà avancées de ce temps, même hors de l'école de Pinel et de Bichat. Néanmoins, Broussais, le futur destructeur de la pyrétologie, proposa d'ajouter un 7me ordre au six ordres de fièvres établis par son maitre, et dans son travail, le plus complet qu'on ait publié jusque-là sur cette matière, il établit deux divisions dans la fièvre hectique, selon qu'elle est avec lésion locale (gastrique, pectorale, etc.), ou *indépendante d'une désorganisation locale*. Il étudie celle-ci dans les différents systèmes de la vie organique et animale, d'après les divisions de l'anatomie générale. Au reste, les causes et les symptômes y sont décrits d'une manière très-physiologique. On retrouve déjà là en germe ce talent de généralisation que l'auteur posséda à un si haut degré, et cet esprit vigoureux qui sent le besoin de se mesurer avec les problèmes les plus ardus de la science.

sur les maladies chroniques. « Tous les médecins qui
» suivent les hôpitaux savent, dit Broussais, qu'on y
» voit une foule de malades pâles, maigres, perdant
» chaque jour de leurs forces, et s'avançant à pas lents
» vers le tombeau avec une fièvre hectique plus ou
» moins caractérisée, et quelquefois sans aucune agita-
» tion fébrile appréciable. Les méditations qu'exigea la
» composition de mon ouvrage sur la fièvre hectique
» avaient fixé mon attention sur ces malheureux trop
» long-temps négligés, et sitôt que je me vis placé sur
» le théâtre des hôpitaux militaires, je pris le parti
» d'étudier les maladies chroniques d'une manière toute
» particulière. Lorsque je voulus chercher un guide
» parmi les auteurs les plus illustres, et auxquels la
» médecine confesse devoir ses plus grands progrès,
» je ne trouvai que confusion ; tout n'était, pour ainsi
» dire, que conjectures. » (*Histoire des phlegm. chron.*,
t. 1.) Mais l'ardent observateur n'en fut pas découragé.
A défaut de livres, étudiant la nature, observant les effets
des divers climats et des autres modificateurs sur les
maladies qu'il suivait depuis leur début jusqu'à leur
tenue, et demandant à la mort ce que la vie seule n'a pu
lui apprendre, il parvint enfin à dégager l'inconnue du
problème qu'il poursuivait depuis son entrée dans la
carrière ; l'*inflammation*, voilà le secret de tous les désordres fonctionnels et organiques dont il avait été
jusque-là le spectateur inintelligent ! Prenant dès lors
ce mode pathologique pour point de départ de toutes
ses recherches, il en étudie les caractères dans tous les
tissus : il le poursuit dans tous ses résultats ; il annonce
qu'entretenu pendant long-temps, même à un faible

degré dans nos organes , il est la source de la plupart
des transformations rangées par Pinel dans la classe des
lésions organiques. Il s'efforce de démontrer que les affections des diverses parties de l'appareil respiratoire,
liées entre elles par une étroite affinité, se transforment
incessamment les unes dans les autres, pour aboutir ordinairement, lorsqu'elles deviennent chroniques , à la
phthisie. Portant la lumière dans les maladies encore
obscures de l'appareil digestif, il déclare que la plupart des affections regardées comme *saburrales* ou
asthéniques sont des nuances de la gastrite ou de
l'entérite ; que cet appareil est dans un grand nombre
de cas le siége des maladies dont on plaçait le point de
départ ailleurs, ou que l'on considérait comme générales ; qu'il est en particulier *très-souvent* (il ne dit pas
encore toujours), le théâtre des fièvres regardées comme
essentielles ; que par conséquent le traitement tonique
et excitant employé d'après les vues de Brown dans
la majorité des maladies, notamment dansles pyrexies,
est ordinairement funeste, et doit être remplacé par le
traitement antiphlogistique (1) , sans qu'il soit nécessaire de se préoccuper de la faiblesse générale, qui n'est
qu'apparente , et peut se combiner avec une excitation
locale. « La très-grande majorité des infortunés que je

(1) Broussais raconte dans son *Cours de pathol. et de thérap.*
à quelle circonstance fortuite il a dû de pouvoir constater l'utilité du traitement antiphlogistique dans les fièvres. Se trouvant,
pendant la guerre d'Espagne, dépourvu de tout médicament,il
se vit dans la nécessité de n'administrer que de l'eau vinaigrée
à ses malades ; l'amélioration qui s'en suivit, lui donna dès lors à
réfléchir sur la valeur du traitement tonique et stimulant généralement adopté à cette époque. (T. 2, p. 12.)

» trouvai consumés par une maladie chronique étaient
» tout simplement victimes d'une inflammation qui
» n'avait pu être guérie dans sa période d'acuité. Il est
» vrai que bien souvent le défaut de succès dépendait ,
» ou de ce que le malade n'avait pas assez souvent ré-
» clamé les secours de l'art, ou de ce que son indocilité
» les avait rendus inutiles : mais combien n'en trouvai-
» je pas, dont la maladie toujours mal traitée, avait été
» visiblement méconnue ! (*Hist. des phleg. chron.*, t. 1.)
— Si parmi ces vues hardies et originales, il en est beaucoup qui ne peuvent être acceptées qu'avec de nombreuses restrictions, si le temps et le progrès qui en est
la suite, y ont apporté d'importantes modifications, de
combien néanmoins était supérieur aux tentatives es-
sayées jusques-là ce bel ouvrage, où des observations
nombreuses décrites avec un talent plein d'animation,
rapprochées entre elles par l'étude physiologique de
leurs rapports et par la justesse des inductions (1), étaient
mises en regard des lésions cadavériques, décrites avec
un zèle si rare encore à cette époque (2). Ce livre fai-

(1) « Les traits caractéristiques des maladies doivent être
» puisés dans la physiologie : formez un tableau aussi vrai qu'a-
» nimé des malheureux livrés aux angoisses de la douleur ; dé-
» brouillez-moi par une savante analyse les cris souvent confus
» des organes souffrants ; faites-moi connaître leurs influences
» réciproques ; dirigez habilement mon attention vers le dou-
» loureux mobile du désordre universel qui frappe mes sens,
» afin que j'y aille porter avec sécurité le baume consolateur
» qui doit terminer cette scène déchirante ! » (*Préf. de l'Examen,*
p. x.)
(2) Aujourd'hui que l'on fait entrer les détails les plus cir-
constanciés, quelquefois même les plus puérilement minutieux dans la description de ces lésions, et dans les observations
en général, on trouve que celles de Broussais ne sont pas assez

sait donc mieux que de *combler une lacune dans la science*, comme le disait Pinel, il ouvrait devant elle un nouvel horizon ; et quoique son auteur affecte de s'y montrer assez réservé à l'endroit de la théorie, on trouve déjà dans cette savante histoire de l'inflammation le germe de la doctrine qu'il en dégagera plus tard (1). Rien de plus sensé, d'ailleurs, rien de moins contestable que les principes généraux dont il fait profession. Il veut que les théories soient le *résultat des faits réduits en principes* : que l'on observe long-temps par soi-même avant de passer aux conclusions. « C'est ici, dit-il, que
» se montre la mesure du génie. Celui qui ne généralise
» pas assez, nous fait penser qu'une partie de ce qu'il
» a observé est perdue pour lui ; celui qui tombe dans
» l'excès opposé, et qui prononce en dernier ressort,
» montre sa présomption et son orgueil ; l'un et l'autre
» témoignent qu'ils ont des vues rétrécies ; ils ne ren-
» dront jamais de grands services à l'art. » Plus loin,

développées. Il serait injuste cependant de lui en faire un re-proche, si l'on se rappelle qu'à l'époque où il écrivait, il était de mode, par un excès contraire à celui que nous voyons au-jourd'hui, de rédiger les histoires de maladies en style apho-ristique, et que l'auteur des phlegmasies chroniques s'était même attiré le reproche de longueur. *Sabrez, sabrez*, lui disait Pinel. Ce qu'il y a d'incontestable, c'est que l'histoire des phleg-masies chroniques offrait un progrès très-grand dans l'art de recueillir les faits.

(1) Dans la préface de la 1re édition, après avoir parlé de la propriété unique et fondamentale en physiologie comme en pa-thologie qu'il appelle *sensibilité,* et qu'il désignera plus tard sous le nom de *contractilité*, il ajoute : « Des faits nombreux que je
» possède encore, mais qui ne sont point en ordre, me font
» entrevoir la possibilité de rattacher au moins les autres phleg-
» masies à ce principe trop long-temps méconnu. »

signalant les écueils dont est menacé le praticien, qui,
abandonnant la voie sûre de l'observation et de l'induction, n'a pas su envisager les maladies sous toutes leurs
formes. « S'il est fanatique de ses opinions ou de celles
» d'autrui, dit-il, il forcera tous les faits de se plier à
» sa fausse théorie, et marchera d'erreur en erreur,
» jusqu'à l'extrémité de sa carrière. S'il est naturelle-
» ment inconstant, ou s'il conserve encore assez de
» liberté dans le jugement pour apercevoir les nom-
» breuses contradictions que les faits mal observés ne
» manquent jamais de présenter, il abandonnera toute
» espèce de doctrine, il se livrera à l'empirisme le plus
» aveugle, ou tombera dans un scepticisme déplorable. »
Certes, voilà la vraie philosophie médicale, et celui qui
écrivait ces lignes se plaçait à une grande distance de
tous les systématiques. Comme Brown, que ne fût-il
toujours fidèle à la méthode qu'il exposait si bien !

L'*Histoire des phlegmasies chroniques* resta dans
l'obscurité malgré son immense mérite (1). Les journaux
de médecine en parlèrent à peine ; rien ne fut changé
à la pratique, rien aux cadres nosologiques. Ces maladies qu'on avouait devoir être communes, on ne les
rencontrait nulle part. En un mot, les doctrines de
l'auteur ne furent pas comprises. C'est que toute vérité,

(1) Cet ouvrage que l'Institut se borna à mentionner honora-
blement dans le concours décennal, se vendit à grand'peine
800 francs à un libraire, qui conserva l'édition presqu'entière
jusqu'en 1816. Cette destinée a été commune à plus d'un grand
homme. Bacon qui a exercé une si grande influence sur les
progrès des sciences fut mal apprécié de ses contemporains.
Descartes lui-même ne l'avait pas lu, quand il composa son beau
discours sur la méthode.

quand elle n'est pas de nature à remuer les masses, a
besoin de vieillir pour acquérir droit de domicile dans
la science.

1816. Mais Broussais n'était pas de ces âmes vulgaires
qu'abat l'injustice. Refusant fièrement de s'asseoir au
rang secondaire que lui assigne la protection dédai-
gneusement paternelle des princes de la science, il
retourne à ses travaux, poursuit ses pénibles investigations, recueille de nouveaux faits à l'appui de ses
opinions ; et désormais, armé pour la lutte, fort de ses
convictions, de la solidité de ses principes, et de l'importance de ses recherches, il ouvre des cours où il se
pose résolument en face de l'enseignement officiel,
appelant à lui la jeunesse des écoles et les praticiens
de bonne foi que n'enchaînait pas irrévocablement le
joug de l'autorité et la parole du maître. Le Rubicon
était franchi, et l'ardent réformateur saisit la première
circonstance qui se présente, pour lancer ce mémorable
manifeste qui va révolutionner l'art et remuer jusque
dans ses fondements le vieil édifice médical, craquant
déjà de toutes parts. — Il fallait, avant tout, renverser
l'autorité de Pinel, resté jusqu'à cette heure le législateur de la pathologie, quoique la *nosographie* fut
déjà débordée sous bien des rapports. C'est à quoi tendait essentiellement l'*examen* (1), dont la première

(1) De 1814 à 1816, Broussais avait fait des cours particuliers
qui n'avaient pas été sans retentissement ; mais trouvant que
cela ne le conduisait pas assez directement à son but, il résolut
de frapper un grand coup, et ce fut une circonstance fortuite qui
lui en fournit l'occasion. Chargé par le rédacteur en chef d'un
journal de l'analyse de l'ouvrage aujourd'hui oublié, d'Hernandez, sur le *typhus,* il en prit occasion pour donner cours à sa

édition, œuvre de polémique, plutôt que d'édification, avait surtout pour but de prouver que le célèbre noso-graphe ne s'était pas montré fidèle aux principes de la grande régénération médicale, dont le signal avait été donné par Bichat; que sa méthode, fondée, comme toutes les nosologies, sur le groupement arbitraire des signes extérieurs des maladies, sans nul souci des or-ganes affectés, péchait par sa base; les mêmes sym-ptômes n'indiquant pas toujours la même individualité morbide, ne réclamant pas toujours le même traitement; que l'auteur s'était montré inconséquent et en contra-diction avec lui-même, en assignant un siége à cer-taines fièvres, tout en les laissant subsister parmi les *fièvres essentielles* qui n'existent pas, et doivent être ramenées aux phlegmasies; que la *classe des phlegma-sies* elle-même, était essentiellement incomplète, parce que beaucoup de celles qui marchent à l'état chronique,

verve caustique, et pour fulminer contre ses adversaires un ré-quisitoire plein de logique audacieuse et passionnée. L'article ayant été refusé, Broussais reprit son travail, et loin de l'atté-nuer, il lui donna de nouveaux développements qui en firent ce chef-d'œuvre de critique que tout le monde a lu. Le crédit de Pinel et de son école était encore fort grand, et cette attaque à brûle-pourpoint contre les puissances constituées de la méde-cine fit une grande sensation, et devint même l'occasion d'un tel scandale que les journalistes furent plus d'un an sans en par-ler, les uns n'osant avouer tout haut ce qu'ils pensaient tout bas, les autres croyant étouffer sous cette conspiration du silence l'immense agitation qu'elle avait soulevée. Un des adeptes les plus éclairés de la nouvelle doctrine, Broussais, le premier, osa en parler : encore ne le fit-il que sous le voile de l'anonyme, et en cherchant à se faire pardonner son adhésion aux idées du réformateur, par le blâme qu'il jetait sur la violence de ses cri-tiques. (*Réflexions sur la nouv. doct. méd., journ. univ.*, t. 7, 1817.)

figuraient, les unes au nombre des *névroses*, les autres parmi les *lésions organiques*, dont Pinel ne décrivait que les résultats, sans remonter à leur origine; que la distinction des *hémorragies* en *actives* et *passives* était fausse; qu'enfin le traitement conseillé dans les différentes maladies était essentiellement vicieux, soit parce qu'il était directement opposé, dans un certain nombre de cas, aux indications tirées de l'état des organes, soit parce que dans d'autres, il laissait le praticien dans l'inaction, supposant à tort un cours nécessaire aux phlegmasies des viscères. Voici en quels termes le hardi réformateur concluait ce terrible réquisitoire :

« Il résulte de toutes les discussions auxquelles je
» me suis livré: 1° que les classificateurs ont partagé
» arbitrairement les signes extérieurs les plus saillants
» des affections de nos organes en un certain nombre de
» groupes ou collections abstraites, sous le nom de
» maladies. 2° Que ces groupes de symptômes sont
» formés de manière qu'ils ne représentent point l'état
» des organes souffrants, parce que les auteurs
» manquent essentiellement de physiologie. 3° Que
» puisqu'ils ont fait une décomposition vicieuse de la
» somme des désordres pathologiques, ils ne les ont
» point *analysés;* que leurs groupes de symptômes
» n'étant point applicables aux affections des organes,
» puisqu'ils confondent des lésions qui devraient être
» réunies, ces groupes sont non-seulement inutiles,
» mais encore nuisibles à l'étude, en forçant l'esprit à
» un travail continuel, pour rectifier les erreurs qu'ils
» y ont introduites. 4° Qu'en assujettissant leurs pré-

» tendues maladies à des marches déterminées et qui
» n'ont rien de réel, les auteurs ont porté le fatalisme
» dans la médecine, et mis des entraves au traitement.
» 5° Qu'en puisant les éléments de leurs doctrines dans
» le système de Brown, ils en ont rendu l'application
» dangereuse à l'homme malade, comme le savent
» tous les bons esprits élevés dans leurs principes, et
» qui sont obligés d'y contrevenir, afin de pratiquer
» avec succès ; qu'ainsi la médecine devient, par leur
» méthode, difficile et rebutante pour l'élève, inintelli-
» gible pour l'homme de sens, dangereuse pour le
» praticien.

» Je laisse à juger maintenant si nos classificateurs
» ont rendu des services à l'humanité, et si l'on est cou-
» pable pour oser soumettre leur doctrine au creuset de
» l'expérience et du raisonnement. » (*Examen* de 1816.)

Le reste de l'ouvrage était consacré à la discussion et
à la réfutation des propositions fondamentales du Brownisme déjà ébranlé, et dont Broussais démontrait les
vices et le danger avec une grande force de raisonnement. Dans une dernière partie, le réformateur esquis-
sait, conformément aux principes exposés dans ce livre,
un plan d'études fondé sur l'anatomie et la physiologie
pour parvenir à la connaissance et au traitement rationnel des maladies internes. Les fièvres essentielles ral-
liées aux phlegmasies aigues n'y occupaient point une
classe à part, et la plupart des maladies organiques
(5me classe de la nosographie) y étaient rattachées aux
phlegmasies chroniques.

Écrit avec une verve incisive, une puissance de logique remarquable, dans un style clair, animé, souvent

inégal, incorrect même, mais plein de couleur, de mouvement et de vie, cet ouvrage où Broussais avait presque
toujours raison contre ses adversaires, si ce n'est dans
la forme, au moins dans le fond, commenté et déve-
loppé dans ses cours avec la liberté d'allure qu'autorise
l'improvisation et l'indépendance d'un homme qui a
mis de côté tout vain ménagement, cet ouvrage, dis-je,
acheva de renverser le Pinélisme ébranlé, et consomma
la nouvelle révolution médicale.

Ici, nous touchons à une face de notre sujet que
nous ne saurions laisser dans l'ombre, quoique nous ne
soyons pas appelé à faire l'histoire de l'homme, mais
celle des doctrines. Broussais était, en effet, un de ces
hommes tout d'une pièce, s'il est permis de parler ainsi,
chez lesquels on ne peut séparer l'action de la pensée,
le professeur de l'écrivain; car l'un complète et explique
l'autre. Il en est de même, d'ailleurs, de la plupart des
réformateurs ; leur action personnelle entre pour une
si grande part dans le succès de leurs théories, qu'eux
disparus, leurs idées sont abandonnées, ou tombent
dans l'oubli. Ainsi, l'on n'aurait pas l'intelligence complète de la doctrine physiologique, si l'on ne se représentait Broussais en face de son auditoire, faisant passer dans l'âme de ses élèves l'enthousiasme et la chaleur
de conviction dont il était animé ; leur annonçant l'avènement de la vraie médecine, et confiant à la postérité
la conservation du monument qu'il élevait à l'art. —
C'est que, pour faire passer des convictions nouvelles
dans toute une génération d'hommes, pour exciter un
enthousiasme semblable à celui qui accueillit la nouvelle
doctrine, ce n'est pas assez de frapper juste, il faut frap-

per fort ; ce n'est pas assez de parler à la raison dans le silence du cabinet, il faut passionner les masses. Trompé dans sa légitime ambition, l'auteur du traité des *phlegmasies chroniques* l'avait appris à ses dépens ; aussi ses cours n'étaient-ils pas une simple et impartiale opposition de principes méthodiquement exposés , discutés avec calme, mais une sorte de champ-clos dans lequel le rude joûteur, bravant les inimitiés ardentes et jetant fièrement le gant à ses adversaires, annonçait hautement l'intention d'emporter la question de haute lutte. — Cette argumentation agressive, cette énergie passionnée jusqu'à l'emportement, ce feu de conviction qui animait la parole colorée du réformateur, s'exaltant de ses propres idées, éblouissait, entraînait son auditoire, et tel esprit sceptique dont la lecture de l'examen n'avait pu dissiper les doutes , sortait complètement convaincu de son cours , ou de l'une de ses belles leçons cliniques du Val-de-Grâce. — Il faudrait être bien malheureux, d'ailleurs, pour ne pas gagner sa cause devant un public de jeunes gens auxquels on jette tous les jours les grands noms de *progrès*, de *réforme* , de *libre examen* (1). —

(1) Des critiques ont prétendu que Broussais avait placé sa doctrine sous la protection des idées libérales, et rattaché l'enseignement de ses idées à la guerre qui se faisait alors à l'obscurantisme , et aux idées rétrogrades. Il est permis de supposer qu'il y avait dans son auditoire fort peu de partisans de ces idées ; on sait quelle fut l'attitude des écoles sous la Restauration. Mais Broussais évita toujours, quel que fut le radicalisme de ses opinions intimes et la fougue de sa parole scientifique, tout ce qui aurait pu ressembler même à une allusion aux idées gouvernementales d'alors et compromettre sa position. Il poussa même la prudence (c'est lui qui nous l'apprend dans une note du traité de l'*irrit. et de la folie*, 2ᵐᵉ édit., t. 1) jusqu'à adop-

Une simple révision des doctrines régnantes eût pu trouver des approbateurs ; mais pour trouver des prosélites,
je dirai presque des martyrs (1), c'était une révolution
qu'il fallait annoncer. — Et puis, le soin qu'avait toujours le professeur de rattacher les symptômes aux organes souffrants, ou la démonstration expérimentale à
la théorie, flattait les tendances positives de l'époque,
héritière du condillacisme. Une incontestable habilité à
passer de l'ordre matériel dans l'ordre philosophique,
donnait à ces idées systématiques une apparence de rigueur dont le prestige s'étendit non-seulement à toute
la jeunesse, mais à une foule d'hommes graves, justement honorés dans la science, et d'étrangers accourus
de toutes les parties de l'Europe pour l'entendre. On se
berçait de l'espérance de voir la médecine prendre rang
parmi les connaissances positives ; tant a de puissance
sur les raisons les plus fermes, ce mirage trompeur des
systèmes ! —Ajoutons que Broussais ne trouva pas chez
les adversaires qui descendirent avec lui dans la lice,
beaucoup de talents de taille à se mesurer avec le sien.
Pinel garda le silence, soit qu'il reconnût que sa cause
était désespérée, et qu'il ne pouvait, en acceptant le
combat, que la compromettre davantage ; soit qu'affaissé

ter le mot *ontologie* de préférence à celui de *métaphysique médicale* qui aurait mieux, dit-il, rendu sa pensée, de peur qu'on
ne vit là une attaque contre les idées spiritualistes.

(1) « L'irritation, dit M. Mignet, était devenue un article de
foi médicale, ayant ses fanatiques, et au besoin ses martyrs. On
vit fréquemment la gastro-entérite provoquer des duels de la
part de ceux qui en trouvaient les signes dans toutes les ouvertures de cadavres, et voulaient qu'on y crût sous peine de
mort. »

sous le poids des années, il sentit qu'il fallait abdiquer. Quant à la Faculté, elle se renferma dans un dédaigneux silence, et se contenta de faire une guerre sourde. Les thèses à l'appui de la nouvelle doctrine étaient refusées ou elles suscitaient au récipiendaire des discussions qui tournaient rarement à son avantage.

Ce ne fut donc entre Broussais et ses adversaires qu'une guerre d'escarmouches, où l'on dépensa de part et d'autre plus ou moins d'esprit, où l'on apporta beaucoup de partialité, de dénigrement, d'aigreur même, comme cela devait être avec un adversaire étranger, comme l'auteur de l'*Examen*, aux délicatesses de la critique, mais sans porter des coups bien décisifs. On était sur un mauvais terrain pour combattre Broussais, ou, pour parler plus exactement, une juste appréciation de ses doctrines, et la réfutation de ses erreurs ne pouvait résulter que des progrès de la science.

C'est à l'époque de la publication du second *Examen* (1821), que la doctrine physiologique, parvenue à l'apogée de son succès, entre dans sa seconde phase. C'est la période d'*organisation* et de *diffusion*, qui succède à celle de critique et de destruction, où son chef s'était montré si puissant, si habile. Désormais, il ne se présente plus seulement comme combattant, il se pose en législateur de la nouvelle école ; il ne prêche plus, il dogmatise, et semblable au grand capitaine des temps modernes, il se décerne, du droit du génie, la royauté médicale qui brilla si long-temps au front du vénérable Pinel. La doctrine de l'irritation est présentée sous la forme d'axiômes placés, en quelque sorte, au-dessus de toute discussion ; c'est la charte de la médecine physio-

logique. Les principaux chefs d'école, depuis Hippocrate, y comparaissent pour y être jugés conformément
aux principes de la nouvelle école (1), c'est-à-dire, que,
convaincus d'ontologie, de fatalisme et d'ignorance en
ce qui concerne les affections, ou tout au moins la sensibilité de la muqueuse digestive, ils sont condamnés sans
appel ; l'analyse de leurs travaux prouvant qu'avant
l'avènement de la nouvelle doctrine, il n'y avait pas de
médecine vraiment physiologique, et que si Brown im-
molait ses malades à son impitoyoble logique et à sa
thérapeutique incendiaire, Pinel les laissait succomber
devant son expectantisme indécis.

Or, en quoi consistait la nouvelle révolution médicale ? Sans entrer dans un examen approfondi que je réserve pour la seconde partie de cet ouvrage, je me bornerai à la caractériser ici en quelques mots :

Bichat, trop tôt ravi à la science, avait laissé inachevée la grande réforme qu'il méditait. A l'étude des tissus
sains manquait encore celle des tissus malades ; la pathologie continuait de marcher indépendante de la
physiologie. Or, parmi les successeurs de cet autre
Alexandre nul n'avait osé accepter le glorieux fardeau
de son héritage ; nul n'avait indiqué d'une manière gé-

(1) « J'ai dû, dit Broussais, prendre ma doctrine pour point
de comparaison. » Tel est, en effet, son critérium unique. Il ne
cite jamais les travaux d'un homme que pour en tirer des conclusions favorables à ses idées, et dans un but calculé à l'avance.
Pourquoi se serait-il donné la peine de rechercher laborieuse-
ment le fond de vérité qui peut appartenir à des systèmes convaincus d'avance d'absurdité ? Faut-il s'étonner, d'après cela,
que pendant le règne de la doctrine physiologique, l'érudition
fut à peu près à l'index, et les travaux de nos devanciers entièrement discrédités ?

nérale par quelle transition on passe de l'état normal à l'état morbide. C'est pour résoudre ce problème que Broussais annonce qu'il étudiera les organes en rapport avec leurs modificateurs ; et voilà pourquoi il donne à sa doctrine le nom de *médecine physiologique*. C'était prouver qu'il connaissait la puissance des mots pour le succès des idées. Il y avait de l'habilité à se porter le continuateur de Bichat au-delà duquel on ne songeait guère à remonter, et dont les idées étaient acceptées sans réserve par toute la génération d'alors.

Or, voici ce qu'annonçait le chef de la nouvelle école : L'homme sain explique l'homme malade, la physiologie est le flambeau de la pathologie. — *L'irritabilité*, ou la propriété de se contracter sous l'influence des stimulants qui entretiennent la vie, étant la faculté fondamentale de tous les tissus vivants, toute maladie provient d'un accroissement ou d'une diminution dans cette propriété (*irritation, asthénie*). — La très-grande majorité des maladies est irritative et primitivement locale, ce que prouve l'étude des *causes* , des *symptômes et des lésions anatomiques*. —Enfin, la muqueuse digestive, que ses nombreuses sympathies associent à tous les autres organes, étant la partie la plus fréquemment lésée, notamment dans les fièvres dites *essentielles*, qu'il faut toutes rapporter à la phlegmasie de cette membrane, la gastro-entérite est comme le centre d'où rayonnent et où viennent converger tous les autres états morbides. — En somme, étudier les lois de l'irritation, sa marche, sa manière de se propager, l'état des tissus qu'elle attaque, les dégénérescences qui s'ensuivent et le traitement qu'il faut lui opposer, c'est embrasser la médecine presqu'entière.

Il faut bien le reconnaitre, et l'on parait l'oublier
aujourd'hui : il y avait quelque chose de séduisant
au fond même de ces idées, dans cette simplification
systématique de la science, qui offrait une solution
pour toutes les questions fondamentales, à une époque
où elle manquait complètement d'unité. Broussais avait
sondé les bases de la médecine ; il concevait, a dit un
critique, l'art médical dans toute sa généralité, en
homme fait pour reculer les bornes de la science, comprenant qu'elle veut des lois, qu'elle ne peut se composer de faits dissociés, de détails minimes, d'assertions
morcelées. Broussais avait vu dans l'irritation la plus
haute généralité à laquelle on put atteindre dans l'état
où étaient alors nos connaissances. Une masse impo-
sante de faits semblaient se rattacher à sa théorie, et
il put croire un moment qu'il avait, Newton du monde
médical, découvert le lien qui devait enchainer à jamais
tous les faits de la pathologie. — C'est ainsi que l'observateur profond des *phlegmasies chroniques* était devenu
le plus absolu des systématiques, soit qu'il fût entrainé
plus loin qu'il ne le voulait, par la réaction que soule-
vait son dogmatisme, soit qu'il cédât à son insu aux
exigences de sa théorie, et à cette préoccupation commune à tous les esprits généralisateurs, qui, vivement
frappés des analogies, finissent par ne plus apercevoir
les différences, par ne plus tenir aucun compte des
phénomènes qui les gênent (*loc. cit.*).

Mais les propositions placées en titre de l'*Examen*,
écrites en style aphoristique, réclamaient des développements, laissaient subsister des lacunes ; ne formaient
pas, en un mot, un corps de doctrine parfaitement
lié dans toutes ses parties. Sommé, pour ainsi dire, de

tenir toutes ses promesses, et sentant la nécessité
d'embrasser dans son ensemble la science de l'homme,
considéré dans l'état de santé et dans celui de maladie,
Broussais commença, à peu de distance de là, la publication de la *physiologie appliquée à la pathologie* ; puis
les *commentaires* sur les propositions de pathologie,
insérées dans l'*Examen*.—Dans sa physiologie, ouvrage
riche de vues ingénieuses, d'inductions fécondes, mais
où l'imagination tient trop souvent la place des faits,
Broussais remonte jusqu'aux principes élémentaires
qui entrent dans la composition des corps vivants, et
jusqu'aux propriétés fondamentales qui les animent.
Il explique leur formation, leur accroissement, leur
durée, leurs fonctions, les phénomènes de leurs maladies, de leur guérison et de leur mort. Les sympathies
y sont étudiées d'une manière approfondie, et plusieurs
de leurs lois y sont formulées avec bonheur. On y
trouve surtout l'analyse la plus complète des fonctions
digestives, dans l'état normal et morbide. C'était
cependant de toutes les publications du réformateur,
celle qui, avec les commentaires, prêtait le plus le
flanc à la critique ; aussi, ne lui fit-elle pas défaut, et
trouva-t-elle des auxiliaires jusque dans le sein même
de l'école physiologique. Mais entrer dans de plus
grands détails à cet égard, serait anticiper sur l'examen
auquel j'aurai à me livrer tout-à-l'heure.

Cependant Broussais devait, au milieu de ses méditations, satisfaire aux nécessités de la lutte. Placé sur
la brèche, en face d'une opposition qui, d'abord mal
conduite, menaçait de devenir plus formidable, il lui
fallait suffire presque seul à la défense des idées qu'il

avait propagées. Dès 1822, il avait créé les *Annales*,
espèce de tribune, d'où il pouvait exercer sur le public
cette action vive et pénétrante, qui appartient surtout
à la presse périodique, plus libre dans ses allures :
arme merveilleuse pour la prédication et la polémique,
dégagée qu'elle est des longueurs et du lourd attirail
des traités *ex-professo*. C'est de là que Broussais, élevant
la voix au milieu des dissidences qui tendaient déjà
à éclater au sein de sa cohorte, lançait ses déclarations
de guerre, raillait ses fidèles, conservait les vraies
traditions de la doctrine et l'unité de ses principes.
— On retrouvait dans les nombreux articles semés par
lui dans cette publication, les qualités et les défauts
de sa polémique ; ce ton tranchant, cette foi en ses
idées, qui appartiennent à tous les dogmatiques, cette
humeur provocante, ces colères pittoresques, ce ton
trop souvent acerbe qu'on lui a reproché avec raison,
sans doute, et dont je ne prétends pas le justifier complètement (1), mais qui était chez lui le résultat fatal,
pour ainsi dire, de son organisation, de sa vie militante
et peut-être aussi une guerre de représailles, motivée

---

(1) Voici au reste comment il entend s'en justifier lui-même :
« Je n'ai point cru devoir adoucir ma critique par des éloges ac-
» cordés à la célébrité ; j'aurais manqué mon but en inspirant
» trop de confiance pour des ouvrages qui ne sauraient être lus
» sans danger par ceux qui n'ont pas été prémunis contre les
» erreurs qu'ils contiennent. Je ne dis pas qu'il ne s'y trouve rien
» de bon, et je désire qu'on en profite ; mais le ton d'arrogance
» de leurs auteurs et l'obstination qu'il mettent à s'opposer à
» la recherche de la vérité, méritaient qu'on les fît sérieusement
» rentrer en eux-mêmes. Un jour, ils seront appréciés, et l'his-
» toire les mettant à leur place, applaudira peut-être à ma ré-
» solution. » (Préf. de l'*Examen*.)

par la lutte ouverte ou souterraine que lui faisaient
l'envie, la routine, la présomption, ligue éternelle de
la médiocrité contre le génie, destinée commune à tous
les esprits novateurs, et qu'il faut se condamner à subir,
quand on entreprend d'apporter des idées nouvelles au
monde (1).

La médecine physiologique avait vaincu. Accourus
de tous les points du globe pour s'initier dans ses principes, des médecins allaient reporter dans leur patrie
les idées qui leur étaient inculquées. Ainsi transplantée
dans plusieurs parties du monde, cette doctrine avait
été, sur plusieurs points, accueillie avec faveur. En
France, elle avait conquis la majorité des suffrages.
N'est-ce pas, comme l'a remarqué un profond-penseur,
le propre des idées générales d'imposer d'abord quelque
temps à la multitude, toujours éprise de la force, et dis-
posée à s'abriter sous la pensée d'autrui? Mais ce qu'il y
avait de remarquable ici, c'est que la nouvelle école faisait sentir son influence jusque dans la pratique de ceux
qui avaient déclamé le plus hautement contre elle. Un
grand nombre d'élèves, d'émules, groupés autour de
son illustre chef, ou dispersés sur plusieurs points de
la France, la popularisaient, et concouraient à son
succès par des articles de polémique, ou par des thèses
sur divers points de la doctrine. — Cependant, au

(1) Il est d'ailleurs aussi loin de ma pensée, qu'il serait con-
tradictoire à mes antécédents de vouloir jeter ici un blâme *géné-*
ral sur une opposition qui fut, de la part de beaucoup de médecins, aussi consciencieuse que désintéressée, et qui rendit un
service réel à la science, en signalant les erreurs et les exagérations d'une théorie dans laquelle se jetait tête baissée presque
toute la jeune génération d'alors.

sein même de ces jours de triomphe, un esprit clair-
voyant pouvait augurer, à certains présages, qu'ils ne
seraient pas de longue durée. Dès les premières années,
les plus brillants d'entre les adeptes du réformateur,
jaloux de conserver l'indépendance de leurs convictions,
avaient, au grand déplaisir du maître, manifesté leur
opposition, ou du moins leur dissidence, sur plusieurs
données fondamentales de l'*Examen* (voy. la 2ᵉ partie
de cet ouvrage). Mais ce n'était pas là les adversaires
de l'espèce la plus dangereuse; en dehors de l'école
physiologique, des observateurs impartiaux, conscien-
cieux, qui n'avaient, eux, arboré aucun drapeau, en-
treprirent de chercher, libres de tout engagement, ce
qu'il y avait de vrai, ce qu'il y avait de faux ou d'exagéré
dans la nouvelle doctrine. En vain son chef les pour-
suivait-il de ses sarcasmes, dénonçant, à l'indignation
du monde médical, *ces pillards de la médecine physiologique, ces prétendus éclectiques,* comme il les appelait,
non moins odieux à ses yeux que les *ontologistes* (1) ;

(1) « Ce mot d'*éclectisme* sert aujourd'hui de ralliement à
» beaucoup de personnes; elles en ont fait la devise d'une ban-
» nière sous la protection de laquelle on peut, sans crainte d'être
» taxé de *physiologisme*, tirer parti de tous les préceptes de
» notre école. » (*Examen*, préf.) Suit une longue diatribe dirigée
contre les éclectiques, mais où ils auraient peine à se reconnaître. C'est une faiblesse qu'il faut pardonner à Broussais; ne
lui a-t-elle pas été commune avec tous les chefs d'école ? En
effet, l'apôtre d'une théorie exclusive ne saurait, sans être en
contradiction avec lui-même, répudier quelque chose dans la
doctrine qu'il a formulée. C'est une croyance dont tous les
dogmes, liés entre eux par d'étroits chaînons, forment un tout
qu'il faut accepter dans toutes ses conséquences. « Si l'une
» d'elle est écartée, dit Broussais, en parlant des propositions
» placées en tête de l'*examen*, les autres perdent beaucoup de

les temps étaient bien changés, et les traits les plus
acérés du réformateur allaient s'émousser contre l'indifférence d'un public revenu de son enthousiasme,
jugeant avec calme et sang-froid ce qu'il avait adopté
par entraînement. — C'est que malheureusement les
résultats cliniques n'avaient pas complètement répondu aux fastueuses promesses du théoricien (1). Les faits
venaient chaque jour donner un nouveau démenti aux
dogmes prétendus immuables de la doctrine (2). Les
exceptions se multipliaient de toutes parts. Comme
Broussais n'avait d'abord mis en saillie que ce qui

» leur évidence. » (*Annales*, dict. prélim.) L'éclectiste, au contraire, placé sur un terrain neutre d'où il domine toutes les
théories, est toujours prêt à enregistrer les recherches qui constituent un progrès réel pour la science, à remplacer les opinions
qui ont cours par des opinions plus avancées. Une théorie n'est
pour lui qu'une pierre d'attente, qu'un côté de la généralité des
faits à coordonner avec d'autres dans un système plus large. Ce
n'est pas un système, ce n'est pas une école, c'est simplement une
méthode philosophique appliquée à la science de l'homme malade.

(1) « Si j'en crois mon pressentiment, la doctrine physiolo-
» gique perfectionnée comme elle est susceptible de l'être, doit
» avoir prochainement, sur la population, une influence plus
» marquée que la découverte de la vaccine. » (2me *Examen*,
préf.) Cependant, les relevés de mortalité dressés dans l'un et
dans l'autre camp, ne donnaient pas un gain de cause bien évident au professeur du Val-de-Grâce. Et puis, on faisait remarquer avec raison qu'il ne pouvait logiquement conclure des
succès d'une médication constamment appliquée à des hommes
choisis et dans la force de l'âge, à ceux qu'elle aurait obtenus
dans des conditions opposées.

(2) On lisait dans les *Annales*, t. x, p. 14, des *annonces bi-
bliographiques*, ces incroyables paroles : « Ceux qui connaissent
» notre doctrine ne s'avisent jamais de vouloir la modifier,
» parce qu'ils savent que ses dogmes fondamentaux sont iné-
branlables. »

pouvait le favoriser, laissant dans l'ombre, déguisant
avec habileté, ou niant hardiment ce qui lui faisait
obstacle. On avait dû être frappé tout d'abord de la
simplicité apparente de ce système ; mais les abstractions ne peuvent vivre long-temps avec les faits, sans
trahir leur côté faible. Un partisan de la nouvelle école
signalait lui-même comme une cause de discrédit pour
elle, le trop d'empressement à vouloir tout expliquer.
L'irritation était divisée, subdivisée ; on en était venu
jusqu'à reconnaître des phlegmasies spécifiques, des
altérations du sang, etc. Il était évident, dès lors, que
c'en était fait de l'unité de la doctrine physiologique,
et parconséquent de la doctrine elle-même. Les rares
et faibles concessions que la force des choses l'obligeait
à faire, ne pouvaient la sauver ; elle entrait dans une
nouvelle phase marquée par la décadence de plus en
plus rapide de son influence, et par la réaction de l'a-
natomisme. Naguère triomphante et intraitable sur tous
les points, elle capitulait aujourd'hui (1), et laissait
tomber de la bouche d'un de ses plus brillants disciples,
ces paroles de tristesse et de découragement : « La
» médecine de nos jours est pleine d'incertitude ; elle
» ne peut donc être exempte d'erreurs, et si elle l'em-

(1) Le passage suivant, extrait des *Annales* (cahier de janvier
1832), prouve combien l'école physiologique avait dès lors dimi-
nué de ses prétentions : « L'irritation et l'ab-irritation ne sont
» pas *les raisons suffisantes* des maladies ; mais ces modifica-
» tions fournissent les signes des états morbides, et servent de
» base au traitement, en signalant au médecin quels sont les
» modificateurs qui diminuent les symptômes, quels sont ceux
» qui les augmentent; ainsi, elles sont *les guides* de l'observateur
» dans le diagnostic et le traitement des maladies. »

» porte sur celle d'autrefois, elle ne doit pas trop s'en-
» orgueillir, car elle est venue la dernière. Le jugement
» que l'avenir portera sur elle, ne sera peut-être guère
» moins sévère que celui qu'elle porte sur les anciens. »
(Boisseau, *Introd. à la Nosogr. organ.*)

Cette troisième et dernière période ne vit plus naître
d'ouvrages bien marquants ayant trait au développement ou à la controverse de la nouvelle doctrine ; mais
seulement des travaux partiels, et quelques monogra-
phies encore écrites sous son inspiration (1). Elle avait
tiré de son principe tout ce qu'il pouvait donner. La
troisième édition de l'*Examen* (1829-34), qui se distin-
guait de la précédente par les développements donnés
à l'analyse critique des auteurs, ne contenait aucune
modification essentielle aux idées systématiques de
Broussais ; mais ce qui lui imprimait un caractère
nouveau et dessinait d'une manière piquante la nouvelle
position de son auteur dans la science, c'est la guerre
qu'il y faisait à l'anatomo-pathologisme qui tendait à
dominer dans l'école de Paris. Comment l'apôtre de la
localisation exclusive, celui qui était arrivé, sous prétexte d'ontologisme, jusqu'à nier les maladies générales,
en était-il venu à prendre en main la défense du vitalisme contre cette science à laquelle il devait ses plus

(2) La *Pyrétologie physiologique* de Boisseau (1823), et sa
Nosographie organique (1828), sont les seuls ouvrages où l'ensemble de la pathologie et la plus importante de ses branches,
aient été exposés systématiquement. On sait que dans le premier, l'auteur, tout en adoptant le principe de la localisation
des fièvres, ne les rapportait pas toutes à la gastro-entérite, et
conservait le cadre de l'ancienne pyrétologie, ce qui lui fut
même vivement reproché par Broussais.

beaux titres de gloire, et qui avait été le point de départ
de sa doctrine ? Cela ne peut étonner que ceux qui ont
cru pouvoir ranger Broussais parmi les organiciens, ou
les matérialistes de la pathologie, s'il est permis de s'ex-
primer ainsi. Or, à mon sens, il n'était rien moins que
cela. Héritier du vitalisme organique des Bordeu, des
Bichat, des Vicq-d'Azyr, des Chaussier (1), il ne pouvait sympathiser avec une doctrine concentrée dans
l'étude des lésions en elles-mêmes, en garde contre les
inductions de l'esprit, et puisant toutes ses données
dans la dissection laborieuse des produits morbides.
Aussi, dès la seconde édition de l'*Examen*, déclare-t-il
que l'anatomie pathologique, complément nécessaire
de l'histoire des maladies, ne saurait en être le point de
départ, qu'en la prenant pour base de la pathogénie, en
regardant les lésions organiques comme le fait primordial en pathogénie, on méconnaît la *lésion vitale* qui les
précède, et l'on est exposé à voir autant de maladies
diverses dans les différentes désorganisations dues à la
même affection. *Toute maladie*, dit-il, *est vitale dans son
commencement.* Au reste, la recrudescence de vitalisme
qui apparait dans le 4me volume de l'*Examen* (3me édit.,
1834), tient aux attaques dont l'irritation était l'objet
depuis quelques années de la part des organiciens ex-
clusifs; de même que la part un peu exagérée que Broussais faisait à l'anatomie pathologique vingt ans aupara-

(1) « La physiologie actuelle est une branche du vitalisme
» dont Stahl est le point de départ. Elle a été modifiée plus ou
» moins heureusement par Haller, Bordeu, Barthez, mais sur-
» tout par Bichat.» (Boisseau, *réflex. sur la nouv. doct. médic., in
journ. univers.*)

vant, était en partie motivée par les idées qu'il avait trouvées parmi les ontologistes, ou vitalistes purs. On a beau faire ; quelque forte que soit notre individualité, et lors même qu'on croit n'obéir qu'à ses convictions et à la vérité, on est toujours un peu l'homme des circonstances.

La publication du *Traité de l'irritation et de la folie* signale une nouvelle période, sinon dans la médecine physiologique, du moins dans la vie scientifique de son auteur. Par quelles considérations Broussais fut-il amené à aborder les problèmes ardus de la psychologie, et à se faire le champion du condillacisme expirant? Fut-ce par une déduction logique de ses travaux, et pour montrer comment l'homme moral se rattache à l'homme physique, la philosophie à la physiologie? Fut-ce en haine de l'éclectisme et de l'ontologie, sous quelque forme ils se montrassent; activité dévorante d'esprit, besoin de luttes, ou désir d'échapper à l'oubli, en occupant de lui un public maintenant attiré par d'autres idées? Peut-être y avait-il un peu de tout cela dans sa détermination ; mais quelque jugement que l'on porte sur les doctrines philosophiques de l'auteur, il me semble qu'on ne peut éprouver qu'un profond sentiment d'admiration pour cette vive intelligence, couronnant une vie laborieuse et si bien remplie par de nouveaux travaux, et n'hésitant pas à rentrer dans l'arène, à commencer de nouvelles luttes à une époque où d'autres n'eussent songé qu'à jouir d'un repos bien mérité et d'une renommée justement acquise. C'était, a-t-on dit avec raison, une de ces organisations fortement trempées, qui ne se reposent que dans la mort.

Je n'ai pas à m'expliquer en ce moment sur la valeur philosophique des doctrines pour lesquelles Broussais combattit, avec toute sa verve d'autrefois, dans le traité que je viens de nommer, et quelques années plus tard, dans son *Cours de phrénologie*; je le ferai peut-être un jour; mais je craindrais qu'ici cette discussion ne parût un hors-d'œuvre, et ne m'éloignât trop du but que je me suis proposé.

Il me reste peu de chose à dire sur les années qui suivent et que signalent les progrès de la réaction dont l'anatomisme avait donné le signal. La doctrine de l'irritation, de plus en plus démonétisée dans la science, conservait à peine des partisans parmi ceux-là même qui s'en montraient naguère les plus ardents prosélites. On reconnaissait généralement qu'étendant les faits comme sur un lit de Procuste, elle mutilait ceux qu'elle ne pouvait expliquer, ou qu'elle laissait en dehors une foule de questions fondamentales. On en vint jusqu'à contester les principes qui paraissaient les mieux établis. Broussais avait perdu cette espèce de popularité qui s'attache toujours aux idées de réforme et d'opposition, lorsqu'aux vieilles formules de l'école, il avait voulu substituer son propre programme, et imposer despotiquement son *Credo*. Aussi, la position officielle où l'appela la révolution de 1850, loin de ranimer le physiologisme expirant, put à peine prolonger son agonie. Si Broussais s'était fait illusion à cet égard, l'isolement dans lequel il ouvrit son cours, lui qui, quelques années auparavant, aurait eu pour auditeurs les deux tiers de la France médicale, si elle eût pu entrer dans son amphithéâtre, était bien de nature à le désabuser

complètement (1). — Ce spectacle, s'il porte avec lui
son enseignement, a aussi sa tristesse. Qu'est-ce donc
que la réputation, la gloire, si elle ne suffisent pas
même à remplir la rapide durée d'une aussi courte vie!
Faut-il donc, pour ne pas se survivre à soi-même, succomber comme Bichat, avant d'avoir achevé toute sa pensée ?
Mais non ! en dehors de cette renommée bruyante que
donne une popularité éphémère, au-dessus de ce vain
éclat que jettent, pour quelques instants, les systèmes
à la mode, il est une gloire plus durable, il est des
titres plus solides à la reconnaissance de la postérité,
et que personne ne déniera à l'auteur de ces beaux
ouvrages où brille à un si haut degré le génie de l'observation ; à l'homme qui sut donner une aussi vigou-
reuse impulsion à la médecine de son temps ; dont les
travaux furent l'origine d'une foule de perfectionne-
ments qui n'auraient peut-être pas eu lieu sans lui, et
qui fit mieux sentir que personne la nécessité de fonder
cette science sur l'alliance de l'anatomie et de la physiologie, sa double et impérissable base.

Ici se termine ce que j'avais à dire de l'*histoire extérieure* de la médecine physiologique. Il me reste à faire
son examen critique, c'est-à-dire, à discuter la légitimité
des principes sur lesquels elle s'est appuyée ; la valeur
des faits nouveaux qu'elle a mis en lumière ; les résultats

---

(1) Ce cours donna lieu à la publication du *cours de pathologie* et de *thérapeutique générale*, ouvrage dans lequel Broussais
parut éviter avec soin toute polémique sur les principes fondamentaux de sa doctrine. J'ai signalé dans la 2ᵐᵉ partie de cet
ouvrage les quelques concessions que l'auteur y fit aux progrès
accomplis.

qu'en a tirés la pratique, non plus sous le rapport historique, mais au point de vue de la science considérée dans son état actuel.

SECONDE PARTIE.

CRITIQUE.

Non opinandum, sed certé et ostentivé sciendum, neque disputandum, sed experiendum quid natura faciat aut ferat.

(Baglivi, t. 1.)

Prenez mon livre, écrivait un sage observateur, pour ce qu'il pouvait être à l'époque où j'écrivais, et non pour ce qu'il pourrait être, si j'écrivais aujourd'hui.

Ce principe de critique, excellent quand il s'agit d'apprécier la valeur *historique* d'une doctrine, serait fort mal appliqué lorsque l'on doit juger de sa valeur *absolue.* — Cette distinction explique comment, après avoir salué dans le chef de la médecine physiologique l'un des hommes dont la science a reçu le plus de services au commencement du 19e siècle, je vais me trouver en opposition avec lui dans la plupart des questions fondamentales, en prenant la médecine au point où l'ont amenée les progrès accomplis depuis vingt-cinq ans.

Dans la première partie de cet ouvrage, je devais me conformer à l'ordre chronologique des faits ; dans celle-ci, l'ordre chronologique sera entièrement sacrifié à l'ordre logique. Ici, les dates n'auraient plus une signification aussi rigoureuse ; il importe beaucoup moins, en effet, de savoir, pour celui qui veut apprécier la valeur intrinsèque d'une doctrine, à quel moment précis telle opinion s'est produite, que de bien saisir ses relations avec l'ensemble des idées qui constituent le système. — C'est aussi pour conserver cette unité dans l'analyse critique à laquelle je vais me livrer, que je chercherai surtout la doctrine physiologique dans les ouvrages de Broussais, et particulièrement dans l'*Examen*, puisque c'est là qu'elle forme un corps et qu'elle se trouve pure de tout alliage.

L'étude de l'homme sain, considéré dans son organisation et dans ses fonctions (anatomie et physiologie), et l'application de cette étude à la pathologie, tel est, avons-nous dit, le point de départ de la médecine physiologique, qui en a pris son nom.

Je ne rechercherai point jusqu'à quel point cette idée appartient au fondateur de cette doctrine ; si le chimisme de Sylvius, le mécanisme de Boerhaave, l'animisme de Stahl ne sont pas aussi de la physiologie. — Mauvaise physiologie, si l'on veut, cela ne fait rien à la question — si, en un mot, toute théorie médicale n'est pas essentiellement physiologique. Je conviendrai volontiers même, si l'on veut, que ce principe a été plus largement compris et plus complètement appliqué par Broussais que par aucun de ses devanciers ; ne devait-il pas profiter de leurs travaux ? Mais pour être à l'abri de toute cause d'erreur, il y aurait trois conditions à remplir ; il faudrait :

1° Que la physiologie fût une science faite, ou au moins très-avancée.

2° Qu'on eût prouvé qu'il y a corrélation entre la physiologie et la pathologie; c'est-à-dire, qu'on va du même au même en passant des phénomènes normaux aux phénomènes anormaux de l'organisme.

3° Que cette méthode ait été appliquée dans toute sa rigueur ; c'est-à-dire, qu'on ne soit pas parti d'un seul ordre de fait, l'*excitation*, par exemple, et de l'action vraie ou supposée de certains modificateurs pour fonder le système tout entier.

Or, de ces conditions qui s'enchaînent de telle sorte que l'omission de la première entraîne celle des autres, aucune n'a été remplie par la doctrine physiologique.

D'abord, quant à la première, il ne dépendait pas entièrement de son auteur qu'elle le fût. Comme celui-ci ne pouvait prendre la physiologie qu'à l'état où la marche lente de la science l'avait amenée, en d'autres termes, comme il se voyait obligé de mettre à chaque instant des hypothèses à la place des faits positifs, encore si peu nombreux dans cette science, il s'ensuit que l'application de la physiologie à la pathologie péchait par son point de départ, par sa base essentielle. C'est comme si l'on avait demandé : Comment une chose inconnue agit-elle sur un autre également inconnue ?

L'école physiologique prouvait-elle mieux qu'entre l'homme sain et l'homme malade, il n'y a qu'une différence de degré, en d'autres termes, qu'il n'y a rien de spécial ni dans l'organisme sain ou malade, ni dans ses

modificateurs, ni dans l'action médicatrice? Enfin, rem-
plissait-elle mieux la troisième condition, en expliquant,
d'après Brown, tous les .phénomènes de la santé par
l'excitabilité, tous ceux de la maladie par l'accroissement de cette propriété exaltée ou diminuée? Je crois
avoir suffisamment démontré le contraire dans la suite
de ce travail ; mais je ne puis, sans anticiper sur la discussion, aborder cette question avant d'avoir examiné
la valeur des principes de physiologie inscrits au fron-
ton de cette école.

I.

Prolégomènes physiologiques. — L'homme est , selon
Broussais, un composé de matière animale , sous trois
états: *gélatine* , *albumine* , *fibrine*. — La matière animale est fixe (solides), ou mobile (humeurs).

Une force vitale préside à la formation primitive des
organes, au développement et à la conservation de l'individu ; elle préexiste nécessairement aux propriétés des
organes.—Ces organes une fois formés , cette force
pourvoit à leur entretien par une *chimie vivante* dont
elle se sert comme d'un instrument, pour se procurer
les matériaux avec lesquels elle travaille continuellement
à la composition du corps vivant. — Cet instrument invisible, immatériel, agit en vertu de l'excitation que les
agents extérieurs exercent sur les organes , et qui pro-
voque de leur part l'accomplissement de leurs fonctions; car selon les idées de Brown adoptées par Broussais , la vie ne s'entretient que par cette excitation.
(Proposit. 1 , 5 , 6 de l'*Examen*, et *physiol.*, t. 1.
p. 26-28.)

Mais abandonnant bientôt ces phénomènes primitifs qui se passent dans un monde inaccessible à nos sens, et se séparant dès lors du médecin Écossais, qui traite de l'excitation d'une manière purement abstraite, le chef de la doctrine physiologique poursuit dans les tissus mêmes l'étude de ces phénomènes secondaires, nommés *propriétés vitales*. S'emparant de l'idée de Haller, restée, selon lui, stérile dans la science, il s'efforce de prouver que l'irritabilité suffit à tout expliquer, et que les deux propriétés fondamentales admises par Bichat comme les phénomènes les plus reculés de la vie, la *sensibilité* et la *contractilité* peuvent se ramener à la seule contractilité (1). « En effet, comme le mou-
» vement du tissu stimulé est, dit-il, le seul phéno-
» mène apparent dans la prétendue sensibilité orga-
» nique admise par Bichat, c'est une abstraction super-
» flue qui rentre dans l'irritabilité (2). » Quant à la *sensibilité animale*, propriété spéciale, qui suppose un système nerveux et réside dans le moi, elle doit être

(1) M. Bégin disait dans son traité de *physiologie-pathologique :*
« La vie est l'irritabilité; l'irritabilité est l'aptitude que cer-
» tains corps ont à recevoir l'impression des corps qui leur sont
» étrangers, et *à se mouvoir* à l'occasion de cette impression. »
C'est assez vague ; le mouvement ne peut pas donner une idée suffisante de la vie, qui se compose de plusieurs actes distinctifs qu'on ne peut considérer comme dépendants d'une même propriété. Boisseau est moins explicite encore : « L'excitabilité
» est, dit-il, l'aptitude des corps à entrer en action.» C'est encore plus vague, et ce n'est pas plus juste. Entrer en action de manière à sentir, et entrer en action de manière à se mouvoir, sont, comme on l'a dit, deux choses assez différentes l'une de l'autre pour les distinguer.
(2) Cette opinion avait déjà été avancée par Reil, Gallini, Lo-rentz et quelques autres physiologistes.

distinguée de l'*irritabilité*, ou de la *contractilité*, propriété commune à tous les tissus, à toutes les fibres vivantes, et à laquelle la sensibilité est seulement *surajoutée* dans certaines conditions (1). Les organes sont plus ou moins excitables ; mais nul n'est doué d'une excitabilité différente de celle des autres. — Différences de propriétés, de fonctions, d'âge, de tempérament, tout s'explique par des variations quantitatives de l'excitabilité. (*Ibid.*, et *traité de l'irritation et de la folie.*)

Arrêtons-nous, car les objections se présentent en foule.

Je ne rechercherai pas quelle est la valeur scientifique de cette proposition primordiale : *la vie ne s'entretient qu'en vertu de l'excitation que produisent sur nos organes les agents extérieurs.* Ces termes d'*excitant*, d'*excitation*, sont si vagues, que l'on discuterait long-temps sur de pareilles questions sans s'entendre. Je me bornerai à faire remarquer que ce prétendu axiôme physiologique pourrait bien être considéré comme un cercle vicieux; car il subordonne la vie à l'excitation, tandis que cette excitation, cette stimulation vitale ne peut avoir lieu que sur un corps *déjà vivant*. — Mais sur quelles expériences, sur quelles analyses s'appuyait donc Broussais

(1) Voici en quels termes Broussais parle de la sensibilité : « Résultat immatériel et incompréhensible de l'exercice de nos » fonctions, elle correspond toujours à une exaltation de la » contraction, mais elle n'en est pas inséparable. C'est comme » *un état violent de notre économie*, qui doit nécessairement » éprouver de l'intermittence, et dont la continuité constitue un » véritable état de maladie. » (*Physiol.*, p. 26). La sensibilité un état violent ! et puis que d'obscurité et que d'ontologie dans cette définition !

pour affirmer que toute matière animale fixe est albumineuse, fibrineuse, ou gélatineuse? Comment à une
époque où la chimie animale était à peine née, pouvait-
on avancér, sous forme d'apophthègmes, des faits que
n'étayait aucune recherche spéciale (1)? Exemple frap-
pant de la légèreté avec laquelle on tranchait alors les
problèmes les plus reculés de la physiologie!

Ensuite, sans nier l'existence d'une *force vitale*
préexistant aux organes, et parconséquent aux propriétés qu'ils manifestent, — ce qui n'a rien de neuf, et
ne signifie rien autre chose que *la cause inconnue de la
vie*, — on peut demander si l'on a fait faire à la science
de la vie un progrès réel, parce que l'on a désigné sous
le nom de *chimie animale* les réactions inconnues des
affinités vitales? Qu'est-ce donc que cette force vitale
qui fait de la *chimie vivante*, laquelle fait à son tour de
la contractilité? En d'autres termes, qu'est-ce que cet
être immatériel produisant, à l'aide d'un instrument
invisible, des organes matériels? Outre que tout cela
est fort peu clair (de l'aveu même des partisans éclairés
de la doctrine), cela est entièrement hypothétique.
C'est de l'ontologie pure, et nous voilà rejetés, pour me
servir d'une expression de Broussais, *dans le vague des
causes premières*. Il ne s'agit pas, en effet, de deviner,
il faut vérifier par l'expérience comment les choses se
passent. C'est de l'autorité de Broussais lui-même que
nous nous prévaudrons ici : « Nous n'avons jamais,

(1) Aujourd'hui encore, les chimistes ne discutent-ils pas pour
savoir si l'albumine est un principe distinct de la fibrine? (Voir
Dumas, *statique, chimique*, et Denis, *recherches sur les altérations du sang*.)

» dit-il, condamné les abstractions ni les conceptions
» que l'homme fait, mais nous avons exigé que les unes
» et les autres pussent se réduire en faits appréciables
» aux sens. » (*De l'irritation et de la folie.*) — Or, si
nous ne nous contentons pas des yeux de l'esprit pour
résoudre la question, et que nous nous aidions du microscope pour poursuivre jusqu'aux limites les plus re-
culées des sens l'analyse de la trame génératrice des
tissus, que trouverons-nous ? Une sorte de mucus
amorphe, disposé dans les espaces intercapillaires, et
qui n'offre pas même la disposition vésiculaire que l'on
dit être la forme la plus élémentaire de l'organisation.
—Cette matière est-elle, comme l'avance Broussais, partout contractile ? Loin de là, on la voit rester immobile,
quelle que soit la rapidité des courants circulatoires qui
la sillonnent (1). — La fibre musculaire est la seule dans
laquelle on aperçoive les raccourcissements dont parle
le chef de l'école physiologique (2). — Cependant,
puisqu'il n'admet pour propriété fondamentale des
tissus que la contractilité, par la raison *que le raccour-*
cissement de la fibre est le seul phénomène apparent (phy-
siol., t. 1, p. 14), il faudrait nous montrer ces raccourcissements; mais c'est ce que l'on n'a jamais fait, et
pour cause. C'est par induction que Broussais les admettait hors de la fibre musculaire, lorsqu'il parle de la contractilité de l'élément gélatineux, du tissu cellulaire,
par exemple, n'a-t-il pas confondu cette propriété avec

(1) Dubois d'Amiens, *préleçons de pathologie expérimentale.*
(2) Encore, n'est-ce pas, pour beaucoup d'expérimentateurs
un véritable raccourcissement, une condensation de la fibre,
mais une plicature en zig-zag.

une autre propriété générale des corps qui paraît jouer un rôle important, quoique souvent méconnu jusqu'ici dans l'organisme, l'*élasticité* (1) ? Quant aux contractions de l'élément albumineux, ou de l'appareil nerveux, qui les a jamais vues (2)? Appellera-t-on de ce nom les mouvements de dilatation ou d'expansion que communique à la masse cérébrale l'abord du sang artériel ? Si la matière organisée ne peut sentir sans se contracter, c'est la matière la plus sensible qui doit être la plus contractile. Il n'en est pourtant rien, et ces deux propriétés sont tellement isolées que je puis sentir sans me mouvoir, ou me mouvoir d'après la seule impulsion de ma volonté, sans l'intervention de ma sensibilité (3). — Enfin, dans les phénomènes obscurs qu'on a désignés du nom de *contractilité organique insensible*, on ne peut voir que des modifications dépendantes, soit de l'innervation, soit des combinaisons électro-chimiques qui ont lieu dans les organes. Ici, Broussais lui-même, qui tranchait tout-à-l'heure le problème avec tant d'assurance, est obligé de confesser son ignorance. « Nous voyons,
» dit-il, les mouvements de contraction dans les formes
» de la matière animale que la nature a chargées de
» mouvements étendus, mais il faut bien qu'il y ait des
» mouvements moléculaires antérieurs à ces grandes

(1) Magendie, *leçons sur les phénomènes physiques de la vie.*
(2) Broussais avoue lui-même que c'est de tous les tissus de l'économie « celui où la contraction est la plus difficile à démon-
» trer ; qu'on ne peut l'y admettre que par induction. » (*Loc. cit.*, p. 20.)
(3) Voir les expériences des physiologistes modernes sur les nerfs du sentiment et du mouvement, où ces deux propriétés se montrent si manifestement isolées.

» condensations, et les déterminant ; or, ceux-là nous
» sont inconnus. (*Physiol.*, p. 20.) Tout ce qui se
» passe dans l'intérieur de nos tissus est inaccessible à
» nos sens. (*Ibid.*) » C'est aussi ce que l'on pense généralement ; et voilà pourquoi, ce me semble, la théorie de
Broussais est tout aussi hypothétique, malgré ses prétentions à une exactitude expérimentale, que toutes
celles des systématiques qui ont voulu bâtir leurs doctrines sur la connaissance des phénomènes élémentaires
et primitifs de l'organisme.

En somme, les défauts de la physiologie de Broussais
sont en partie ceux de la physiologie de Bichat, son
maître, dont les idées ont été pendant vingt-cinq ans
adoptées sans contrôle. A peine, en effet, osait-on
demander naguère, si les explications qui ont cours
depuis le commencement de ce siècle, reposent sur
une base bien solide ; si les *propriétés vitales*, qu'on les
considère comme de pures abstractions, ou comme des
états des organes vivants, sont indispensables pour
comprendre la série des actes organiques ; si ces propriétés ne peuvent être décomposées et ramenées à
des lois plus générales, et si en enfermant la science
dans ces formules abrégées et probablement incomplètes de la vie, on ne lui ferme pas la voie vers de
nouveaux progrès, vers de nouvelles recherches? Si,
enfin, ces propriétés, simple résultat de la vie, expliquent l'animation coordonnée et harmonique des fluides
et des solides, et comment naît, s'entretient, s'épuise
le mouvement vital ? — Aujourd'hui que la méthode
expérimentale tend à prévaloir dans les sciences, on
est, Dieu merci, plus sévère dans l'admission des prin-

cipes sur lesquels on veut les fonder. On ne consentirait
plus à faire reposer tout le système de nos connaissances
sur une abstraction indémontrable, ou sur l'obscure
fiction d'une chimie vivante, présidant au développement de ces conjecturales propriétés; on n'admettrait
pas que ce soit là un titre suffisant pour mériter exclusivement à une doctrine la dénomination de *médecine
physiologique*, et une semblable physiologie risquerait
de conserver, comme celles qui l'ont précédée, le nom
de *roman de la médecine*.

Qu'on me permette, à ce sujet, d'exposer ma pensée
tout entière; je ferai mieux comprendre ainsi le point
de vue d'où je me suis placé pour juger la médecine
physiologique.—Parce qu'il y a, dans l'état actuel de la
science une ligne profonde de démarcation entre les
phénomènes vitaux et les phénomènes physiques proprement dits, faut-il, en s'abritant sous l'autorité de
quelques grands hommes, qui vécurent à une époque
où les sciences physiques n'étaient pas mêmes nées,
proclamer l'incompatibilité de ces deux ordres de phénomènes? Reconnaissons-le, ces sciences étaient trop
peu avancées au commencement de ce siècle, pour que
Bichat, pour que Broussais crussent leur intervention
nécessaire ou possible dans l'explication des phénomènes de la vie. Ces esprits si éminemment progressifs,
auraient garde de rejeter, s'ils vivaient aujourd'hui,
les faits acquis, sous ce rapport, à la science de la vie.
Ils reconnaîtraient que l'obscurité de la médecine,
tenant essentiellement à ce qu'ont de profondément
mystérieux les phénomènes vitaux proprement dits,
restreindre le nombre de ces phénomènes au profit des

7

sciences exactes, est le moyen d'imprimer à la médecine une plus grande certitude; et qu'on a fait, comme le dit un illustre physiologiste, une véritable conquête pour notre art, chaque fois que l'on est parvenu à faire passer un phénomène vital dans la classe des phénomènes physiques. En effet, toutes les sciences sont sœurs; la faiblesse seule de notre intelligence nous empêche de saisir la vérité sous tous ses aspects; aussi n'ai-je jamais compris la prétendue indépendance de connaissances faites pour marcher ensemble, et pour s'éclairer mutuellement. Si la puissance vitale forme des combinaisons, enchaîne des éléments qui, hors de sa sphère, se dissocieraient pour obéir à des affinités nouvelles, s'ensuit-il que l'exercice de nos fonctions soit une dérogation perpétuelle aux lois physiques et chimiques? Il faudrait supposer pour cela que cette puissance nous isole complètement au milieu du monde extérieur, lorsque l'action des agents physiques sur nous est, au contraire, si grande, si persévérante. Déterminer le rôle des forces physiques et chimiques dans les phénomènes vitaux, est une immense question, car, c'est d'elle que dépend la direction à donner désormais à la science. Lors même qu'elle serait à sa place dans cet ouvrage, je reculerais vraisemblablement devant les difficultés dont elle est hérissée. Je me bornerai donc à dire que l'on peut, sans rejeter pour cela un vitalisme progressif et appuyé surtout sur la science de l'organisation, donner accès aux sciences physiques dans la science de l'homme; qu'en comparant les conquêtes dues aux doctrines métaphysiques et aux sciences exactes, anatomiques, physiques et chimiques dans l'histoire de la médecine au 19ᵉ siècle, l'avantage n'est pas assurément aux premières. Et qui pourrait dire jusqu'où iront, dans cette voie toute nouvelle, les découvertes de la science (1) ?

II.

Théorie de l'irritation. — Nous venons de voir sur quelles données conjecturales s'appuie la première moitié du système physiologique ; c'est pourtant sur elle que la seconde moitié repose. La *contractilité*, voilà le phénomène dont nous allons voir découler sa pathologie et sa thérapeutique, comme nous en avons vu sortir sa physiologie. En vain dirait-on que cette physiologie fut attaquée dans plusieurs de ses propositions fondamentales par quelques-uns des disciples de Broussais lui-même. Comme d'une part ils s'accordent avec le maître sur la nécessité de donner cette science pour

(1) La chimie animale ne fait que de naître ; l'alliance féconde de la chimie et de la physique dans leurs applications à l'organisme est de date toute récente. Les grandes lois des fluides impondérables sont si peu connues qu'on paraît vouloir rejeter de la physique l'existence même de ces fluides, comme on en a banni l'hypothèse Newtonienne de la lumière. La micrographie si long-temps suspecte par la variabilité de ses résultats est aujourd'hui employée avec une grande précision, surtout depuis les recherches de M. Donné, dont les ouvrages et les cours auront rendu un service réel à la génération nouvelle, en popularisant cette branche de nos connaissances. Faut-il pour cela fermer les yeux sur les inconvénients qu'aurait l'application outrée, exclusive de ces procédés ? Non sans doute. On ne saisit pas toutes les propriétés de l'ensemble par celles de ses éléments. La molécule vivante isolée de ses congénères n'est plus dans ses conditions normales. Connaît-on les propriétés de la pile galvanique par celles de ses éléments séparés ?

base à la pathologie, et que, d'autre part, ils ne nous ont pas fait connaître de quelle physiologie ils veulent parler, et s'ils en possèdent une meilleure, il faut bien, comme le dit Miquel, accepter la seule que l'on connaisse dans l'école.

Nature de l'irritation. — Or, comment passe-t-on, dans les idées de celle-ci, de l'état physiologique à l'état pathologique? par l'exagération ou par l'abaissement du premier. En d'autres termes, tant que l'irritabilité naturelle reste dans ses limites régulières, les phénomènes de la vie continuent de s'accomplir d'une manière normale; mais si les agents naturels qui entretiennent la vie par l'excitation qu'ils exercent sur nos organes, viennent à stimuler trop ou trop peu, il y a maladie. — La maladie n'est donc qu'une stimulation excessive ou insuffisante, substituée à la stimulation régulière qui constitue la santé. Entre l'état physiologique et l'état morbide, il n'y a donc qu'une différence de *quantité* ; un peu plus ou un peu moins d'irritabilité dans la fibre, un peu plus ou un peu moins de sang dans les vaisseaux, de sensibilité dans les nerfs. — Quand l'irritabilité est en plus, elle prend le nom d'*irritation* ; quand elle est en moins, celui d'*ab-irritation*, *débilité* (asthénie de Brown). — Mais l'étude expérimentale des modificateurs de l'organisme, prouve qu'ils sont, dans l'immense majorité des cas, de nature à surexciter plutôt qu'à débiliter. Donc, les maladies asthéniques sont en imperceptible minorité dans la pathologie. — Puisque l'irritabilité naturelle consiste dans des mouvements de contraction, qui appellent les fluides vers le point où s'opèrent les actions organiques, l'irritation, c'est-à-dire l'accroissement de ces contractions et des actions organiques qui en résultent, aura pour effet d'attirer dans le tissu qui en est le siége, une quantité plus considérable de fluides, d'où résultera une congestion nuisible à l'exercice régulier des fonctions (*proposit.* 78 *de l'Examen*, et les divers ouvrages de Broussais, *passim.*) (1).

Recherchons, avant d'aller plus loin, quelle est la valeur de ces propositions d'une importance capitale dans la doctrine que nous analysons, puisque l'irritation est la clé de voûte de tout l'édifice. — Nous avons ici à considérer deux choses : 1° L'action des irritants, 2° l'état des parties irritées (2).

Action des irritants. — Puisque tous les *excitants naturels*, c'est-à-dire, tous les agents susceptibles d'im-

---

(1) C'est la traduction en langage moderne du vieil adage : *ubi stimulus ibi fluxus.* — Ce n'est pas sans quelque hésitation que Broussais adopta cette réduction de toutes les modifications de la vie au dualisme Brownien. Mais comme c'était là une donnée fondamentale dans son système, il fallut bien y adhérer sans réserve. Aussi ne fut-il plus question dans la suite de ces *déviations* des propriétés vitales, de ces modifications qui *répugnent à la sensibilité*, et dont il parlait dans ses premiers ouvrages, mais sur lesquels il ne s'expliqua jamais. Si par une sorte de scrupule un médecin physiologiste venait à se demander, comme pour l'acquit de sa conscience, s'il n'y a dans toutes les formes de l'irritation *que des différences de degré*, il ne tardait pas à passer outre, sous prétexte qu'il était impossible d'y reconnaître autre chose sans se livrer à des hypothèses indémontrables.

(2) « Le mot *irritation* représente : *l'action des irritants*, ou » *l'état des parties vivantes irritées :* les irritants sont tous les » modificateurs de notre économie qui exaltent l'irritabilité ou » la sensibilité des organes vivants, et élèvent ces phénomènes » au-dessus du degré normal. » (*Traité de l'irritat. et de la folie,* 2ᵉ édit.)

pressionner l'économie animale, peuvent, en l'excitant trop vivement, devenir des irritants, et qu'il n'y a d'autres différences à établir entre eux, que les différences en plus ou en moins, il s'ensuit logiquement, ou il devrait s'ensuivre, qu'il n'y a pas de *causes spécifiques* de maladies. La spécificité est bannie des causes, et partant de la pathologie tout entière. Ainsi les virus, les miasmes, les poisons, les médicaments de toutes les classes, agissent de la même manière, comme la lumière, comme le calorique, comme les agents mécaniques quand ils stimulent trop.

Broussais lui-même recula devant l'absurdité de ce corollaire, qui découlait pourtant rigoureusement de ses principes. Il consent à donner le nom de *spécifiques* aux causes de quelques irritations; mais il ajoute cette restriction : « En donnant le nom de spécifiques aux » causes qui produisent toujours des affections *locales* » de même aspect, je n'en suis pas moins d'opinion » qu'elles ne peuvent le faire que par l'intermède » des mêmes lois vitales, qui président à toutes les » maladies d'irritation. » (*Tr. de physiol.* t. 1) (1). Il disait aussi dans le même ouvrage : « La contractilité » est modifiée, c'est-à-dire, déviée de sa manière d'être » actuelle par tous les corps appliqués à l'économie.

(1) On voit cependant Broussais modifier d'une manière assez notable cette manière de voir à la fin de sa carrière, lorsqu'il dit : « qu'il est des causes d'inflammation qui impriment à ce » phénomène une modification particulière ou spéciale qui en » dérange la marche, de sorte qu'il ne se comporte plus avec la » même régularité, et que le médecin n'en est plus maître comme » dans les cas ordinaires. » (*Cours de pathologie et de thérapeut. général.*, t. 1, p. 105). Il attribue ces inflammations spécifiques aux excitants vénéneux.

» Cette modification consiste-t-elle exclusivement en
» des contractions plus fortes ou plus faibles? Il
» semble que chaque modification produit sur les parties
» une *action particulière.* » Mais M. Bégin releva, dans
l'analyse qu'il fit de cet ouvrage, cette inconséquence,
qui avait pour résultat, dit-il, d'introduire la spécificité
dans la pathologie, et de multiplier à l'infini les espèces
des maladies. Boisseau qui ne composait pas avec les
principes, rejeta aussi toute idée de spécificité : « En
» vain, dit-il, M. B. porte la spécificité des maladies
» dans leurs causes, on lui demandera s'il n'est pas
» nécessaire qu'une cause spécifique occasionne une
» maladie spécifique » (*Journ. univ.*, t. 54). Boisseau
s'efforça de prouver que du moment où l'on n'admet
qu'une seule propriété toujours identique à elle-même,
l'excitabilité ou la contractilité, on ne peut reconnaître dans l'organisation que deux dérangements en
sens opposé : force ou faiblesse, irritation ou débilité.
— Un autre disciple de la même école, M. Roche,
disait, à l'appui des mêmes idées : « Quelques causes
» *parmi les irritantes,* sont inconnues dans leur nature,
» et produisent toujours les mêmes affections, on les
» désigne sous le nom de *spécifiques.* S'ensuit-il que la
» nature de ces maladies doive avoir quelque chose de
» spécial, de propre à chacune? Non, sans doute; qu'est-
» ce qui décide, en effet, de la nature d'une maladie?
» La nature des causes évidemment. Or, celles qui nous
» occupent sont *irritantes,* donc les maladies qu'elles
» occasionnent ne peuvent différer de nature avec au-
» cune de celles qui naissent sous l'influence de toutes
» les autres causes du même ordre. Quant à la propriété

» de ne produire qu'une seule affection, et toujours
» la même, elle ne fait qu'imprimer *la forme* à la mala-
» die. (*Rép. aux object. contre la doct.*) On se rejetait
d'ailleurs pour éluder la spécificité et pour éviter d'en
tenir compte dans la pratique, sur ce que les causes de
nos maladies étant inaccessibles à nos moyens de traitement, on ne doit s'attacher qu'aux effets qu'elles déterminent. Or, selon les médecins physiologistes, ces
effets consistent toujours comme nous venons de le dire,
dans des irritations. « L'irritation disait le même patho-
» logiste, peut différer d'elle-même autrement que par
» le degré sans cesser d'être fondamentalement le même
» phénomène morbide. L'action organique , acte très
» complexe, peut s'exalter dans chacun des actes qui la
» composent, ou s'exalter dans plusieurs, ou enfin dans
» tous, d'où il résulte plusieurs *formes* de l'irritation,
» mais *la nature* de l'irritation ne change pas pour cela ;
» elle consiste uniquement dans l'augmentation de l'ac-
» tion organique ; elle est seulement modifiée dans son
mode de manifestation (*loc. cit.*)

Voyons quelle est la valeur de cette argumentation
plus spécieuse que solide.

D'abord, lors même que les causes spécifiques auraient
pour caractère commun d'irriter, s'ensuit-il qu'elles
doivent se ressembler par tous leurs autres caractères ?
Qui ne voit que l'irritation ne joue ici qu'un rôle tout-à-
fait secondaire, complétement subordonné à la spécialité de la cause ? caractérise-t-on la variole, la rougeole,
la scarlatine, etc.. en disant que ce sont des inflammations de la peau ? la coqueluche, le croup en disant que
ce sont des laryngo-bronchites ?— J'avoue ne pas com-

prendre comment l'irritation pourrait différer d'elle-même *autrement* que par le degré, et rester essentiellement la même, car c'est précisément parce que nous voyons dans certains états de l'économie, avec ou sans irritation, autre chose que du plus ou du moins, que nous croyons à la nécessité d'admettre des états spéciaux. — Sans m'arrêter à faire remarquer qu'il est des modificateurs qui paraissent *répugner* à la sensibilité, suivant l'expression de Broussais, plutôt que la surexciter, et que c'est la manière la plus logique de comprendre *la réaction* de l'organe stimulé contre les causes morbifiques, je dirai qu'il est des maladies spéciales dont, contrairement à l'assertion des médecins physiologistes, le thérapeutiste atteint directement la cause, bien que cette cause lui reste inconnue (syphilis, gale, fièvre intermittente, etc.) — J'ajouterai qu'il est contraire à toute expérience de prétendre que la considération des causes spécifiques n'est d'aucune importance en pathologie, « parce qu'elles ne sauraient produire que des ir-» ritations soumises aux mêmes lois vitales qui prési-» dent à toutes les maladies. » En effet, si l'irritation locale constitue le fond de la maladie dans la vaccine, dans la variole, dans la syphilis, dans les dartres, dans les tubercules, dans la pustule maligne, etc., pourquoi ces maladies ont-elles des formes, une marche, une terminaison, un traitement propres ? Pourquoi ne se transforment-elles pas l'une dans l'autre ? Pourquoi n'attaquent-elles pas indistinctement différents tissus ? Comment se refuser à reconnaître que les causes de ces maladies introduisent des différences plus grandes

entre elles sous le rapport du traitement que leur nature anatomique ?

Malheureusement, comme l'école physiologique avait cru pouvoir rallier l'immense majorité des faits patho-logiques à une seule cause commune, il lui fallut bien subir les conséquences logiques de cette vue *à priori,* et ne voir dans les problèmes les plus complexes que l'un des éléments dont ils se composent. Confondant à chaque instant la cause *occasionnelle* avec la cause *effi-ciente ,* si elle parvient à surprendre quelques phéno-mènes d'irritation dans un fait pathologique, elle s'écrie triomphalement qu'elle n'a affaire qu'à une irritation. Est-elle pressée d'objections ? elle croit avoir répondu à tout en accolant à l'irritation fondamentale quelque épithète de nature à peindre un changement dans sa modalité, sans reconnaître que *la forme* est souvent si peu liée à la nature , que des affections entièrement différentes peuvent se montrer sous la forme ulcéreuse, strumeuse , exanthémateuse , produire des ramollis-sements, des épaississements, des atrophies, etc. — L'école physiologique avait beau faire : la spécialité est un fait contre lequel vient fatalement se briser son unité systématique. Malgré les rapprochements analo-giques qui lui semblaient rallier les faits sous une même loi, le lien théorique qui doit peut-être les enchaîner un jour dans une formule commune n'est pas encore dé-couvert. La spécialité est partout dans la nature. Elle est dans le monde inorganique comme dans le monde organique ; dans la physiologie comme dans la patho-logie. N'éclate-t-elle pas dans les propriétés qui pré-sident à la nutrition , à la vie propre de chaque or-

gane ? Est-ce en vertu d'une même propriété que s'accomplissent les phénomènes si complexes, si variés de
la vie ? La contractilité suffit-elle à expliquer pourquoi
le foie fabrique la bile et les reins l'urine ? Pourquoi les
nerfs optiques sont insensibles aux sons et les nerfs ol-
factifs sensibles seulement aux odeurs ? Pourquoi le contact de l'urine est supporté par la muqueuse vésicale,
et insupportable à la séreuse péritonéale ? Et ce médecin physiologiste, M. Roche, qui admettait dans les
organes deux manières d'être affectés, l'une qui est
propre à tous (comme les altérations du mouvement
nutritif), l'autre qui est spéciale à chacun d'eux, et
peut varier beaucoup, ne consacrait-il pas par là même
le fait de la spécificité dans la pathogénie ? Les idiosyn-
crasies, l'inexplicable variété des prédispositions individuelles, les mouvements critiques, l'influence tantôt
heureuse, tantôt malfaisante des constitutions médicales, tout cela n'offre-t-il qu'une différence de degré ?—
La spécificité des maladies, a dit un des observateurs les
plus distingués de notre époque, est prouvée par une telle
masse de faits qu'il n'est pas peut-être de vérité mieux
démontrée et plus féconde en résultats. (Bretonneau,
tr. de la diphthérite.) Où sont les agents morbifères
susceptibles de produire la variole, hors le miasme varioleux, la rage, hors le virus rabique, la gale, hors
l'humeur psorique ? N'y a-t-il qu'une stimulation excessive ou défectueuse de quelques organes dans ces maladies
héréditaires, dans ces *prédispositions* qui jouent un si
grand rôle dans la pathologie ? Dans ces *diathèses* se
traduisant sur tous les points de l'économie sous les
signes les moins équivoques ? Dans ces maladies *conta-*

gieuses ou *épidémiques* affectant un génie particulier en rapport avec les grandes lois des constitutions médicales ? Toutes choses qu'un système dichotomique est dans l'impuissance d'expliquer, parce que ces maladies sortent des règles ordinaires, n'ont pas les mêmes solutions, ne guérissent pas par les mêmes moyens (1). — Si nous trouvons beaucoup d'obscurité dans les faits matériels qui concernent l'existence des *virus*, sommes-nous embarrassés de constater la spécificité de leurs effets ? Trouvons-nous ailleurs que dans les virus la propriété de recréer la maladie dont ils sont le produit, avec tous ses caractères, et dans la plus petite quantité, en un mot de se reproduire par contagion et par germination ? — Parmi les substances qui agissent comme *poisons* sur l'économie animale, il en est aussi bon nombre dont le mode d'action nous fournirait un type bien tranché des effets spécifiques que nous offrent une foule d'agents dans la thérapeutique. S'il nous faut reconnaître bon gré malgré, qu'entre l'action de l'arsenic et celle de l'acide prussique, par exemple, il y a autre chose qu'une différence en plus ou en moins, force est bien d'en conclure qu'ils doivent faire éprouver à l'économie d'autres modifications qu'une exaltation ou une

(1) La spécificité de certaines épidémies n'est pas moins prouvée par la généralité des symptômes, qui présentent tous la même physionomie, que par celle des indications thérapeutiques, qui imposent souvent l'emploi uniforme d'une même médication, en apparence contre-indiquée par la nature de la maladie. Ainsi, dans une épidémie de pleurésies, Haller se trouva très-mal des émissions sanguines, et très-bien du soufre doré d'antimoine. Sarcone dut préférer le musc à la saignée dans une épidémie de pneumonie, etc., etc.

diminution de la contractilité organique. — Mais je ne
veux pas anticiper ici sur ce que j'aurai plus tard à dire
de la médication spécifique. Que de choses il me resterait d'ailleurs à ajouter sur cette vaste question, si je
pouvais parcourir ici son immense domaine ! La spécialité
ne se retrouve-t-elle pas jusque dans les phlegmasies,
jusque dans les lésions organiques que l'école physiologique prétend en être la suite ? N'existe-t-elle pas
surtout dans ces altérations du sang dont l'existence est
aujourd'hui irrécusablement démontrée ? Comme je
discuterai plus loin cette dernière question, et que,
d'ailleurs, traiter à fond la question de la spécialité dans
la pathologie, serait en parcourir le cercle tout entier,
je reviens à la théorie de l'irritation que j'ai été forcé
de perdre de vue pour un instant (1).

État des parties irritées. — Jusqu'ici je n'ai traité que
la première des deux questions que je m'étais posées au
commencement de cette discussion ; j'y ai répondu par
la négative, et comme preuves à l'appui, j'ai constaté
l'action spéciale, *sui generis* d'un grand nombre de
causes. Il me reste pour compléter ce que j'avais à dire
de la théorie de l'irritation, à discuter la seconde des
questions qu'elle soulève : *quel est l'état des parties
irritées ?* Nous avons vu qu'il consiste essentiellement
pour l'école physiologique « dans un accroissement de
» la contractilité naturelle des tissus, dont les contrac-

(1) Quoique dans son dernier cours Broussais mentionnât,
pour ne pas paraître incomplet, *des phlegmasies, des névroses
spécifiques*, etc., au fond il ne s'en préoccupe nullement, et les
fait rentrer, à quelques anomalies près, dans les lois de l'irritation commune.

» tions augmentées attirent une plus grande quantité de
» fluides » (*tr. de l'irrit. et de la folie*). Mais ici j'ai de
nouveaux développements à donner. Bien que l'irritation soit toujours identique à elle-même, elle peut se
présenter, selon le chef de l'école physiologique, sous
plusieurs formes, selon l'élément particulièrement
affecté.

Formes de l'irritation. — 1° Quand elle est fixée sur
les capillaires sanguins, et qu'elle est portée à un haut
degré elle est *phlegmasique* ou *inflammatoire*.

2° Dans d'autres cas, le sang attiré dans les capillaires par l'irritation ne s'y accumule plus, mais les vaisseaux s'ouvrent spontanément, et le laissent échapper
de leurs ouvertures ; c'est l'irritation *hémorragique*.

3° Quand l'irritation se fixe sur les vaisseaux lymphatiques, sur les tissus dans lesquels prédomine la
partie albumineuse du sang, moins vive alors que l'irritation inflammatoire, elle n'attire que les fluides blancs :
c'est *la sub-inflammation*.

4° Enfin l'irritation est-elle bornée au système nerveux, il n'y a plus d'afflux de liquides ; la douleur seule
existe ; quelquefois même elle manque ; ce sont *les névroses*. (*Propos. de l'Examen*, p. 99, 197, 199, 2ᵐᵉ édit.)

Ainsi voilà une analogie complète établie, grâce à
l'irritation, leur lien commun, entre des états morbides
regardés jusqu'alors comme parfaitement distincts, et
nous avons une irritation *phlegmasique* qui accumule
le sang dans les tissus, et une irritation *hémorragique*
qui le fait couler ; une irritation *nerveuse* qui ne s'accompagne d'aucun afflux des liquides, d'aucun dérangement sensible dans la structure des organes, et une

irritation des tissus blancs qui est une inflammation, avec l'absence des signes pathognomoniques de l'inflammation. — Reste à savoir jusqu'à quel point on a simplifié la science, et surtout si l'on est resté dans le vrai en ralliant sous une cause commune des phénomènes aussi différents. Sans doute, il ne se passe aucune modification considérable au sein des tissus, sans qu'il ne se manifeste, dans la plupart des cas, certains phénomènes d'excitation et de congestion qui paraissent tenir à la manière dont l'organisme réagit contre les causes de maladies ; et s'il faut appeler du nom d'irritation tout changement opéré dans l'organisation sous l'influence d'une cause morbide, on ne voit pas pourquoi Broussais n'y reconnaît que quatre formes. Aussi vit-on ses disciples admettre une irritation *ulcérative* qui rongeait les tissus, une irritation *hypertrophique* qui les grossissait ; une irritation *atrophique* qui les diminuait, et une irritation *transformatrice* , *dégénératrice* qui donnait lieu à des produits de nouvelle formation (*dict. abr. des sciences méd., art. irritation*). — Mais voir dans ce concours de phénomènes multiformes, dans ces transformations si complexes, si variées des humeurs et des tissus le résultat d'un stimulus toujours identique à lui-même, c'est être affligé d'une bien incurable préoccupation.

Qu'on se rappelle la définition de l'irritation : qu'on l'applique à chacune de ces espèces, et qu'on dise comment l'irritation peut, tout en restant identique à elle-même, et sans cesser d'être une augmentation des phénomènes de la contractilité, être tour-à-tour une hé-

morragie, une névrose, une inflammation, une hypertrophie, un ramollissement, etc.

Enfin quand on a demandé aux médecins physiologistes, comment l'irritation, en contractant la fibre,
peut accumuler dans son tissu ainsi resserré une plus
grande masse de liquides, et faire produire à la contraction, l'effet de la dilatation : comment un organe
irrité est le plus souvent dans l'impossibilité de remplir
ses fonctions, lorsqu'au contraire d'après la définition
que l'on donne de l'irritation, il devrait fonctionner
avec plus d'énergie (1) : comment on a constaté cet accroissement dans les mouvements de contraction des
organes irrités, dont on fait la caractéristique de l'irritation, les partisans de cette doctrine ont été fort embarrassés pour répondre. — Faut-il s'en étonner lorsque, nonobstant leur prétention de n'admettre que ce
qui tombe sous les sens, ils n'ont pu prouver l'existence
de ces contractions, même à l'état physiologique ? —
Ce n'est donc pas sans quelque raison qu'on leur a reproché de n'avoir fait, tout en prétendant rester fidèles
à la méthode expérimentale, que réaliser une abstraction.

Mais entrant plus avant dans le cœur même de la

(1) Les médecins physiologistes imaginèrent, pour échapper
à cette difficulté, une *sthénie de nutrition*, en opposition avec
une *asthénie de fonctions* (Boisseau). Outre que cette explication
s'accordait mal avec les principes qu'ils professaient dans leurs
propres ouvrages, où l'irritation était sans cesse caractérisée *par
l'énergie insolite des fonctions*, elle semble peu fondée : un organe malade ne se nourrit pas plus qu'un organe sain. S'il s'é-
paissit, s'il s'hypertrophie parfois, plus souvent il s'ulcère, il
suppure, il se mortifie. Où donc est la sthénie de nutrition dans
une névrose, dans une hémorragie, dans un ramollissement ?

question, étudions une à une chacune des formes principales de l'irritation : *inflammation, sub-inflammation, hémorragie, névrose ;* et recherchons jusqu'à quel point l'expérience corrobore, jusqu'à quel point elle infirme les assertions de l'école physiologique à cet égard.

De l'inflammation. — C'est en étudiant l'inflammation que Broussais a trouvé son système. C'est même en l'observant d'abord sous sa forme la plus simple qu'il est arrivé à la découvrir dans ses formes les plus cachées. Il l'avoue lui-même dans son *histoire des phlegmasies chroniques :* « Il fallait, dit-il, partir de quelques bases » pour étudier les maladies internes, eh ! bien, ces bases, » je les ai puisées dans la chirurgie. L'inflammation doit » être à l'intérieur des corps ce qu'elle est à l'exté- » rieur (1). » Cette méthode est loin d'être rigoureuse. Assimiler les phlegmasies spontanées provenant d'une prédisposition générale de l'organisme, à ces inflammations franches, qui résultent simplement de la réaction d'un organe contre une cause mécanique, c'est, comme on l'a dit, réduire la médecine au pansement des organes ; c'est méconnaitre les natures différentes des maladies. — Quoiqu'il en soit, on ne peut nier que l'école physiologique n'ait mis en lumière, mieux qu'on ne l'avait fait avant elle, l'existence de ce grand fait pathologique; d'avoir exprimé, en le pressant dans tous les sens, toutes les conséquences qu'il pouvait renfermer. Si déjà des recherches recommandables avaient été pu-

(1) Aussi la définit-il ainsi : « Lorsque l'irritation accumule » le sang dans un tissu avec *tumeur, rougeur* et *chaleur* extraor- » dinaires, et capables de désorganiser la partie irritée, on lui » donne le nom d'*inflammation.* » (*Examen,* prop. 99.)

bliées sur cette importante matière, à cette école, à son chef n'en appartiendra pas moins l'honneur d'avoir éclairé toute la partie de la pathologie dans laquelle ce phénomène joue un rôle fondamental ; de l'avoir signalé là où son existence n'était rien moins que démontrée, notamment à l'état chronique, en éclairant d'un jour nouveau les sympathies qu'il réveille, en faisant sentir la nécessité de s'appuyer constamment dans cette étude sur l'anatomie pathologique ; enfin d'avoir institué son traitement sur les bases les plus rationnelles. — Mais depuis cette époque, la science a marché ; bien des faits regardés comme irrévocablement établis ont été mis en doute ; d'autres, en s'ajoutant aux connaissances que l'on possédait déjà sont de nature à modifier régulièrement nos idées en cette matière, de sorte que nous pourrions appliquer ici cette pensée de Linné : « *Initia-* » *tos nos credimus, et in vestibulis hæremus.* » Nous croyons avoir pénétré dans le sanctuaire, lorsque nous sommes encore sur le seuil du temple !

Et d'abord, l'école physiologique a-t-elle connu toutes *les causes* de l'inflammation? Les circonstances si variées, si complexes sous l'influence desquelles se produisent les phénomènes qu'on désigne ordinairement de ce nom, se ramènent-elles toutes à une loi unique ? C'est ce dont il est permis de douter en voyant, par exemple, M. Magendie produire une ophthalmie grave chez des chiens qu'il nourrissait exclusivement avec de la gélatine, ou tout autre principe immédiat isolé ; en injectant dans le système vasculaire, soit un peu d'eau putride, soit une solution de carbonate de soude, qui ôte au sang la faculté de se coaguler ; ou bien encore en

coupant dans le crâne, et loin de l'œil, le nerf de la 5e
paire, à son passage sur la pointe du rocher. (*Leç. sur
les phén. phys. de la vie.*)—Ainsi, des modifications aussi
diverses apportées dans la composition du sang, pro-
duiront des phénomènes en apparence identiques ; et
l'on pourrait citer cent autres causes d'ophthalmie ! et il
ne s'agit que d'un organe ! — Maintenant, si l'on réfléchit que l'on pourrait dire de toute autre partie du
corps ce que nous disons ici de l'œil : qu'on ne saurait
expliquer la manière dont se produit l'inflammation
qu'en expérimentant tissu par tissu, élément par élément,
tous les modificateurs de l'organisme (le sang compris),
comment prétendre encore que cette foule d'éléments
morbides peuvent tous se ramener à un même principe (1)? Aussi, l'un des hommes qui ont le mieux approfondi la nature de l'inflammation, parce qu'ils l'ont étudiée sans préoccupation de système, Thomson, insistant
sur la nécessité de tenir compte de ses causes, s'élevait

(1) M. Magendie a démontré que le sang, en perdant de sa viscosité naturelle, s'arrête à l'entrée des capillaires, s'épanche
dans les tissus environnants, et cause des désordres qu'on attribue dans certains cas à l'inflammation. C'est à la liquéfaction
du sang due à des miasmes délétères, que ce physiologiste
rapporte les vomissements noirs de la fièvre jaune, les engoue-
ments pulmonaires, les épanchements, les désorganisations, les
sphacèles, les déjections fétides que l'on observe dans les typhus, dans le choléra, en un mot dans les affections les plus
meurtrières. On observe, en effet, des symptômes analogues
chez les animaux dont le sang est défibriné. (*Loc. cit.*, t. 4.)
M. M. a prouvé aussi qu'on n'avait tenu aucun compte dans
plusieurs phénomènes rapportés mal à propos au *stimulus* des
lois physiques de l'*imbibition* et de l'*exbibition*, lesquelles sont
cependant parfaitement applicables, comme il le démontre par
ses expériences, aux membranes organisées.

contre le danger des méthodes dichotomiques qui n'admettent que du plus ou moins, là où les modificateurs de l'organisme peuvent introduire tant de variations dans les phénomènes.— Ici se montre encore dans toute son évidence le principe de la spécificité. Ainsi, tandis que certaines phlogoses locales reconnaissent uniquement pour cause une modification locale du tissu qui en est le siége, il en est d'autres qui ne peuvent être regardées que comme la manifestation partielle d'une cause générale. Vous aurez beau me montrer la peau enflammée dans l'érythème simple et dans la scarlatine, jamais je ne confondrai deux états aussi différents.— Me rendrez-vous compte, à l'inspection de la muqueuse bronchique, de la différence qu'il y a entre une bronchite franche, et une coqueluche ? Est-ce dans les caractères communs aux phlegmasies que l'on trouve l'explication de ces faits ? au-dessus comme au-dessous du degré d'inflammation nécessaire pour déterminer le croup ne peut-on pas voir une laryngite sans caractères spéciaux? Ne voit-on pas dans la diphthérite les fausses membranes apparaitre , que l'inflammation soit forte ou faible, de longue ou de courte durée? Il n'est aucun tissu dans lequel on ne puisse, à l'aide d'agents variés, produire des inflammations ; il suffit pour cela de mettre une muqueuse, une séreuse en contact avec un agent irritant ; mais tourmentez nos tissus par toutes les variétés possibles de stimulation, vous ne parviendrez jamais à faire naitre à votre gré un zona ou un pemphygus, une angine gangréneuse ou morbilleuse. Bien que tous les ulcères s'accompagnent d'inflammation, vous serez obligé de reconnaître une différence essentielle entre des ulcères scrophuleux ou scorbutiques, syphilitiques ou variqueux, et vous ne les traiterez pas de même.— Enfin, si les inflammations spontanées étaient dues comme les traumatiques, à une cause simplement irritante, pourquoi la bénignité ordinaire de celles-ci, même lorsqu'elles sont violentes, et la malignité fréquente de celles-là, même lorsqu'elles sont sub-aigues et restreintes ?

Ainsi la doctrine physiologique est impuissante à expliquer cet ordre entier de phlegmasies qui doivent leurs caractères spéciaux à des principes *sui generis*, à des influences atmosphériques, à des prédispositions générales. Elle a négligé la constitution du sang dans ses rapports avec les congestions morbides (1), et en ne reconnaissant dans tout phénomène congestionnel qu'un stimulus, une épine, sans tenir compte des modifications chimiques du sang, ou des obstacles matériels à la circulation capillaire venant soit de la densité des liquides, soit du mode de groupement des éléments organiques, elle n'a vu qu'une face des faits, elle a laissé en dehors les problèmes les plus importants de la pathogénie (2).

(1) Nous avons vu par les expériences de M. Magendie que ce fluide ne peut être modifié dans sa composition, sans qu'on observe des phénomènes pathologiques dans les capillaires ; que trop ou trop peu visqueux, par exemple, il s'arrête, congestionne les parenchymes, et laisse quelques-uns de ses produits s'épancher dans leur trame intersticielle, d'où résultent des altérations organiques que l'on confond sous le nom d'engorgements, de phlegmasies chroniques des viscères. Or, quelle peut être l'influence du traitement antiphlogistique sur un pareil état ?

(2) Les intéressantes recherches de MM. Andral et Gavarret, celles de MM. Becquerel et Rodier, ont prouvé l'augmentation

J'en ai dit assez pour faire voir que la formule donnée par l'école physiologique, loin d'embrasser toutes les *causes* de l'inflammation, on omettait une foule et des plus importantes. — Si nous passons maintenant à l'analyse des phénomènes multiples compris par l'école physiologique sous ce terme métaphorique d'*inflammation*, nous verrons que, pour avoir avancé sous plusieurs rapports son histoire, elle n'a pas dissipé l'incertitude qui règne encore sur bien des points, et qu'elle n'a pas toujours porté dans cette recherche la précision, l'exactitude qu'on exige aujourd'hui dans la science. J'en donnerai comme preuve, et comme *specimen* de la légèreté avec laquelle on tranchait alors les problèmes fondamentaux de la science, le passage suivant, où l'un des esprits les plus distingués de la doctrine, et même les plus indépendants de la parole du maître, Boisseau, exposait, suivant les errements admis dans l'école, les différents degrés de l'inflammation :

« Dans le premier, dit-il, on observe une rougeur à

rapide et *constant* de la fibrine du sang dans les phlegmasies, d'où les stases sanguines, les hémorragies, etc.; fait opposé à ce qui a lieu dans les pyrexies essentielles dont la cause tend au contraire, à détruire la matière spontanément coagulable. On doit à M. Becquerel d'excellentes recherches sur les modifications de l'urine dans les fièvres. On est aussi beaucoup mieux fixé sur les conditions de la couenne, qui se montre dans des maladies d'un caractère si opposé à l'inflammation : la chlorose, par exemple. Si l'état encore bien arriéré de la chimie animale, il y a vingt-cinq ans, ne permit pas à Broussais de tenir compte de ces faits importants, qui eussent, sans doute, beaucoup modifié ses idées, notamment en ce qui concerne l'explication des sympathies, on le voit déjà s'en préoccuper plus sérieusement dans un de ses derniers ouvrages. (*Cours de pathol. et de thérap.*, t. 5.)

» peine visible ; un peu de chaleur, ou seulement un
» surcroît léger de sensibilité , et une énergie insolite
» dans les fonctions. »

Certes, pour trouver là les traits caractéristiques d'un
état morbide bien déterminé, il faut beaucoup de bonne
volonté. C'est se montrer peu exigent en fait de démonstration scientifique.

« Le deuxième degré, continue notre auteur, s'an-
» nonce par une douleur, une chaleur, une rougeur
» *moins équivoque;* souvent par une exaltation, quel-
» quefois par une diminution dans l'exercice de la fonc-
» tion de l'organe lésé. Ce degré est souvent méconnu ;
» ou si l'on en observe les effets, on méconnaît la na-
» ture et le siége de la lésion qui en est la source (plu-
» sieurs fièvres). »

Comment ce degré peut-il être *souvent* méconnu,
puisqu'il offre dans l'accroissement des signes qui caractérisent l'inflammation des signes moins équivoques?
Cela semble impliquer contradiction. Mais je me réserve d'examiner, en parlant des fièvres, jusqu'à quel
point les congestions que l'on trouve vers certains viscères , dans plusieurs pyrexies, appartiennent à l'inflammation proprement dite.

« Une rougeur manifeste, une chaleur plus vive,
» une douleur plus intense, la tuméfaction de la partie,
» la suspension des sécrétions, des excrétions, et l'aug-
» mentation de l'absorption dont elle était le siége, puis
» la diminution de l'absorption , le rétablissement des
» sécrétions et des excrétions (évacuations critiques),
» caractérise le troisième degré. »

Il y a dans cette succession de phénomènes si différents et qui ne forment pourtant qu'un degré pour le médecin physiologiste deux phases bien distinctes : une première due à l'afflux du sang et à sa stase dans les capillaires irrités ; — une seconde, caractérisée par la sécrétion des fluides de nouvelle formation qu'exhalent les tissus enflammés. — J'aurai occasion de revenir plus loin sur cette seconde période de l'inflammation à laquelle Boisseau rapporte, par une exagération systématique, toute la doctrine des *crises.*

« Un quatrième degré, continue cet écrivain, est
» celui où, par l'effet de l'intensité ou de la prolonga-
» tion de l'irritation, une sécrétion morbide s'établit
» (suppuration, flux morbide, hémorragie) ; où le tissu
» malade s'entame (ulcérations), tombe en putréfac-
» tion par l'extinction de l'activité vitale (gangrène), ou
» subit une altération de texture plus ou moins pro-
» fonde, qui lui fait revêtir l'aspect d'un autre tissu or-
» ganique, ou qui le convertit en une substance tou-
» jours animale, mais différente des divers tissus qui
» entrent dans la composition nouvelle des corps (dé-
» générations, transformations, tissus accidentels). »

Cela veut dire, en d'autres termes, que toute lésion organique est le résultat primitif ou secondaire de l'inflammation. C'est une opinion que je vais discuter tout-à-l'heure avec les développements qu'elle réclame. Je remarquerai seulement en passant avec quelle légèreté le médecin physiologiste les tranche. Quelle violence ne faut-il pas faire subir aux faits pour placer dans le même cadre des phénomènes aussi dissemblables que la suppuration et l'hémorragie, la gangrène et les tissus hétérologues! Pour les attribuer les uns et les autres à

l'intensité ou à la prolongation de l'inflammation; comme
si les inflammations les plus violentes étaient celles qui
se prolongent le plus ! Qui ne sait que les flux, que
les hémorragies surtout, loin d'être le résultat d'une
phlegmasie prolongée, apparaissent souvent d'une manière inopinée, et même sans symptômes précurseurs :
que l'inflammation a pour effet, quand elle est très-vio-
lente, de supprimer, dans la période d'acuité au moins,
toute sécrétion ; que la gangrène est souvent liée à un
état particulier du sang, à une cachexie scorbutique, à
un état typheux, etc. Il y a ici confusion évidente ; au
mépris de l'axiôme que des effets opposés ne peuvent
provenir d'une même cause, on rapporte cependant à
l'inflammation, comme à leur source commune, des lésions d'une nature entièrement contraire.

En somme, on peut dire, que si les signes cardinaux
de l'inflammation offrent, par leur réunion, un ensemble non équivoque, ils sont loin de présenter la même
certitude quand ils existent isolément, et c'est le cas le
plus commun : « La douleur est trompeuse, dit Brous-
» sais, les signes qu'elle fournit sur l'état intérieur se
» réduisent à peu de chose ». (Cours de thér. et de
path., t 1.) .... « La douleur locale n'est pas insé-
» parable de l'inflammation même intense. » (Examen,
prop. 190.) On voit dans certains cas des phlegmasies
profondes désorganiser un viscère sans que nulle sensation douloureuse annonce le travail désorganisateur.
La douleur n'indique souvent que de simples troubles
fonctionnels. « La chaleur est aussi trompeuse que la
» douleur, parce qu'elle est une sensation. Souvent le
» malade éprouve le sentiment d'une chaleur considé-

» rable quoiqu'il n'ait aucune inflammation ; d'autre
» part, il est beaucoup d'inflammations graves dans les-
» quelles les malades ne perçoivent point de chaleur.
» Quant à la perception de la chaleur par l'observateur,
» ce n'est pas chose aussi facile qu'il semblerait au pre-
» mier abord........ *La rougeur* n'est pas un signe
» perceptible des inflammations intérieures....... la
» tuméfaction peut se rencontrer sans inflammation,
» elle n'a de valeur que par les autres signes. » (Broussais, *ibid.*) — J'ajouterai que les changements de consistance sont des effets consécutifs d'un travail anté-
rieur qu'il faudrait connaître. Ces difficultés deviennent
plus grandes encore si l'on veut réunir dans une définition commune le caractère de l'inflammation aigue,
et ceux de l'inflammation chronique (1), où ils disparaissent en partie ; ceux enfin des phlegmasies *spécifi-*
ques subordonnées à une cause d'une nature propre,
et qui les gouverne complètement, que cette cause consiste en un miasme, en une diathèse, ou en une prédisposition organique telle que celle que produisent la
goutte, les scrophules, etc. — Au surplus, Boisseau
mettait les médecins physiologistes fort à l'aise en affir-
mant « que l'irritation portée au plus haut degré (ce
» qui dans le langage de l'école équivaut à inflammation),
» peut avoir lieu sans qu'aucun symptôme en révèle
» l'existence, lors même qu'elle est très-intense et située

(1) Il semble au premier abord que rien n'est plus facile que
de distinguer une inflammation aigue d'une inflammation chronique ; et cependant, quand on a cherché à fixer les caractères
précis qui les distinguent, on voit, comme le disent fort bien
les auteurs du *Compendium*, que tout le monde en a parlé sans
que personne ait pris la peine de dire en quoi elle consiste.

» dans un organe principal....... que l'irritation peut
» faire périr des sujets sans donner lieu à aucun signe
» caractéristique de son siége, et sans laisser de traces
» dans les cadavres. » (*Pyrétol. physiol.* , p. 26-27.)
Principes d'une application très-élastique, comme on
voit, et grâces auxquelles on peut trouver l'irritation
partout où l'on veut. Je demanderai seulement quelle
est la certitude d'une doctrine fondée sur la considération à peu près exclusive d'un fait pathologique aussi
mal déterminé ?

N'y a-t-il donc rien de certain dans la théorie de l'inflammation ? Telle n'est pas notre manière de voir ;
mais nous dirons que complètement préoccupée de la
modification vitale *irritation*, et lui subordonnant tous
les phénomènes morbides, l'école physiologique a trop
négligé, peut-être, de rechercher si sous ce phénomène
collectif *inflammation* ne se trouvent pas plusieurs modifications , sinon toujours indépendantes l'une de
l'autre, du moins susceptibles d'êtres étudiées à part.
Voici ce que pense à cet égard un des hommes de notre
époque, qui a porté dans cette sorte de recherches
l'esprit le plus philosophique et l'impartialité la plus
haute : « On a rangé sous le nom d'inflammation ,
» comme sous une étiquette commune , plusieurs états
» morbides, qui, une fois groupés de la sorte, ont
» perdu, pour ainsi dire , leur droit à une description
» isolée , et cela au détriment de la science ; car l'exi-
» stence d'aucun de ces états n'est nécessairement
» liée à celles des autres. Chacun peut se produire et
» se développer d'une manière toute isolée , toute
» indépendante; chacun d'eux doit par conséquent être

» étudié à part, avoir une place distincte dans un cadre
» nosologique ; et c'est en se réunissant à d'autres
» formes, qu'il produit le phénomène complexe de
» l'inflammation. En étudiant celle-ci, on y trouve,
» comme autant d'éléments qui concourent à la pro-
» duire, les trois altérations suivantes : 1° Présence
» d'une quantité insolite de sang circulant, stagnant,
» ou épanché dans la trame organique. 2° Lésion qu'a
» subie dans cette trame l'action sécrétoire. 3° Modi-
➤ fications imprimées à l'acte nutritif lui-même, d'où
» les changements de nature diverse dans la texture des
➤ parties enflammées. Mais aucune de ces altérations
» n'est nécessairement précédée ou suivie de l'autre.
» L'observation, pas plus que la théorie, ne conduit à
➤ admettre qu'il faille *nécessairement* qu'un afflux insolite
➤ de sang appelé par l'irritation, précède dans un tissu
» la lésion que va subir la sécrétion qui s'y opère.
» Toute sécrétion, comme toute nutrition, peut se mo-
» difier à certaines conditions qui ne sont pas *toutes* des
» conditions phlegmasiques. » (Andral, *dict. de méd. et
de chir. prat., et le traité d'anatomie pathol.* du même
auteur.)

Si nous examinons de ce point de vue cet important
phénomène, nous serons obligés de reconnaître d'abord,
en ce qui concerne la congestion ou l'*hyperhémie*, point
de départ des autres, qu'elle est loin d'offrir constamment les caractères de l'inflammation. En effet, loin de
présenter cette marche aiguë et cette tendance à une
production nouvelle qui caractérise, comme l'a parfaitement démontré Meckel, l'inflammation proprement
dite, l'hyperhémie est parfois stationnaire. On la voit se

développer au sein de circonstances tout-à-fait étrangères à la production de la phlogose, et sans nulle tendance à une sécrétion nouvelle, ou à un produit de
nouvelle formation. Rien de plus évident aussi **que**
l'existence d'hyperhémies mécaniques ou passives, qui
ne dépendent nullement d'un état inflammatoire. Il y a
plus: on doit admettre, selon le pathologiste que je viens
de citer, une troisième espèce de congestion avec
asthénie: « Je ne doute pas, dit-il, à cette occasion,
» qu'une observation attentive ne conduise à faire
» admettre des cas d'hyperhémie *primitivement asthé-*
» *nique.* C'est cet état que les auteurs avaient nommé
» *inflammation passive :* expression impropre sans
» doute ; mais en rejetant le mot, il ne fallait pas re-
» jeter l'idée. » (*Ibid.*) Ce professeur en cite pour
exemple les taches rouges du scorbut, du typhus, de
l'empoisonnement par les septiques ; certaines injections conjonctivales, etc.

Il n'est pas plus difficile de prouver que l'inflammation ne précède pas nécessairement tout produit de
sécrétion morbide, ou de nouvelle formation, et que
les altérations de texture que Broussais rapporte à
l'inflammation, comme à leur cause constante, peuvent
naître dans des circonstances toutes différentes ; mais
ici nous nous trouvons en face de l'un des débats les
plus vifs qui se soient élevés dans la science pendant
ces dernières années, et l'importance de la question
demande que nous lui donnions quelques développements.

L'école physiologique avait dit : toutes, ou presque
toutes les maladies sont des inflammations ; toutes les

lésions anatomiques des désordres consécutifs à l'inflammation, ou à l'irritation (1). Mais l'école anatomique, opposant la logique inflexible des faits à cette
systématisation absolue, demanda comment on peut
admettre que l'irritation inflammatoire donne naissance à ces lésions, lorsqu'on ne peut surprendre, antérieurement à leur développement aucun des signes
qui dénotent l'existence de cette irritation? Divisant
l'inflammation, décomposant l'unité pathologique de
Broussais en ses éléments, elle chercha à démontrer
que l'inflammation, à l'état chronique surtout, est un
état mal défini, et qui ne peut être regardé comme
servant de lien commun entre des lésions aussi différentes que celle qu'on lui attribue; qu'il faut étudier ces
altérations en elle-mêmes, sans se préoccuper de la
cause intime qui les produit; que cette cause a échap-
pé jusqu'à présent à notre investigation, et qu'elle ne
doit être regardée, dans la plupart des cas, que comme
une aberration de la nutrition, laquelle ne peut s'expliquer par la seule exagération des propriétés vitales. —
Si nous portons, en effet, nos regards sur les circonstances extérieures au milieu desquelles ces lésions
prennent naissance, nous verrons qu'admettre l'irritation, comme leur antécédent nécessaire, c'est, pour un
assez grand nombre de cas, se placer dans une hypo-

(1) « Nous résumons ainsi toute l'anatomie pathologique : les
» altérations des tissus sont des reliquats, des irritations mal
» traitées. » (*Cours de pathol. et de thér.*) Cependant B. laisse,
dans ce même ouvrage, échapper quelque part cet aveu : « Il y
» a quelque chose qui n'est pas encore suffisamment connu dans
» l'action des modificateurs qui déterminent les diverses formes
» de désorganisation et de productions morbides. »

thèse que tout semble démentir. Loin que toute altération d'organes soit liée à une augmentation organique, il en est qu'on serait plutôt tenté de rapporter,
en raison des circonstances qui accompagnent leur développement, à une diminution de la force nutritive,
on a une continuation du travail de la nutrition normale (1). Et lors même qu'antérieurement à l'apparition d'une lésion organique, se serait montrée une
congestion sanguine manifeste, celle-ci suffirait-elle
pour expliquer la formation de la première ? Il faudrait
pour cela que le développement de toute altération de
texture, de tout produit de nouvelle formation, put être
démontré en rapport avec un certain degré dans l'intensité, ou dans la durée de la congestion irritative.
Or, il n'en est point ainsi. Et puis, ce n'est, en aucun
cas, ni par cette congestion, ni par ses degrés, ni par
sa durée, que peut être expliquée la nature spéciale de
ces lésions. C'est ce qu'un coup-d'œil rapide jeté sur les
principales d'entre elles, va rendre, je l'espère, plus
évident encore.

L'induration, le ramollissement, l'ulcération, l'hypertrophie, l'atrophie, sont-ils toujours, en effet, comme

_____

(1) N'en est-il pas ici, par exemple, de ces douves du foie que
l'on trouve chez les moutons nourris d'aliments aqueux et non
réparateurs ? Ainsi, M. Magendie a pu développer à volonté dans
l'organe sécréteur de la bile l'état connu sous le nom de *foie
gras* (lequel est si commun chez les phthisiques et résulte non
point d'une hépatite, mais d'un dépôt considérable de stéarine),
en nourrissant des animaux avec du beurre ou de la graisse exclusivement. Regardera-t-on aussi comme le résultat d'un travail phlegmasique les transformations fibreuses, cartilagineuses,
osseuses que l'on voit principalement chez les vieillards ?

le veut l'école physiologique, les effets de l'inflammation, ou de l'irritation ?

D'abord, toute *induration* est-elle précédée nécessairement d'un accroissement de l'action organique ? S'il est des cas où le fait n'est pas contestable, il en est d'autres où il ne repose que sur de bien faibles analogies; et à l'hypothèse de l'école physiologique, on pourrait facilement en opposer une autre qui n'aurait pas moins de vraisemblance, par exemple, si au lieu de supposer une augmentation d'activité dans les vaisseaux afférents, dit M. Andral, on prétendait, d'après les antécédents, qu'il y a, au contraire, asthénie dans la partie, et parconséquent diminution d'activité dans les vaisseaux efférents, stase et condensation des liquides par suite d'un obstacle à leur libre circulation, il serait peut-être fort difficile de prouver le contraire. N'est-ce pas là ce qui arrive, en effet, dans ces hépatisations hypostathiques qui apparaissent dans la seconde période des fièvres typhoïdes, au déclin des maladies chroniques, dans certains engorgements chroniques des viscères sans symptômes d'excitation préalables, et confondus autrefois sous le nom d'*obstructions?* En un mot, ignorants, comme nous le sommes, des lois organiques qui président aux mouvements de nutrition et d'absorption dans les tissus, il y a de la présomption à affirmer que l'irritation suffit à expliquer, sans conditions spéciales, les diverses indurations d'organe.

Ce que je dis là ne s'applique-t-il pas de tout point au *ramollissement?* Si, dans un très-grand nombre de cas, cette lésion est la conséquence d'un travail inflammatoire, n'en est-il pas d'autres qui, loin d'offrir aucun

des signes qui démontrent l'existence d'une supersti-
mulation, présentent des circonstances contradictoires ?
Un vieillard épuisé par une vie laborieuse, débilité par
une nourriture peu réparatrice, par le séjour dans une
atmosphère humide, et qui n'a montré pendant sa vie
aucun signe d'irritation locale, aucun trouble dans la
circulation, offre à l'autopsie un ramollissement cérébral d'une entière blancheur, quelquefois même avec
atrophie de l'organe, trouvera-t-on là les signes d'une
inflammation (1)? Existent-ils davantage dans le cœur,
le foie, la rate, qui sont si souvent ramollis à la suite
des fièvres typhoïdes ? ou chez un scorbutique, dont
tous les tissus offrent une friabilité excessive, dans le
ramollissement du système osseux des rachitiques (2) ?
Chez ces animaux soumis par M. Magendie à une alimentation insuffisante, et qui offraient, entr'autres lésions organiques, un ramollissement de la cornée ?
Qu'annonce, en pareils cas, cette diminution dans la
force d'agrégation vitale, sinon une modification profonde du sang ou de l'innervation ? Mais dans les cas
mêmes où l'inflammation a précédé le ramollissement,
peut-on considérer la première comme jouant un autre
rôle que celui de *cause occasionnelle*, lorsqu'on la voit
dans d'autres circonstances se développer sous toutes
ses formes, à tous ses degrés d'intensité, sans être sui-

(1) Voir Rostan, *recherches sur le ramollissement du cerveau.*—
Le ramollissement blanc n'offre au microscope ni engorgement
des capillaires, ni épanchement du sang. (Vogel.)
(2) L'analyse chimique prouve une diminution de phosphate
calcaire de plus de moitié dans les os, et sa présence dans les
urines des Rachitiques.

vie de cette lésion, pour laquelle il faut donc invoquer le concours de causes spéciales ou *prédisposantes?* Qu'on dise quelle est la signification du ramollissement pris isolément, sans rapports avec les phénomènes concomitants ou antécédents ?

Les faits que je viens de citer et les inductions que j'en ai tirées, sont de tout point applicables aux *ulcérations*, à l'*hypertrophie*, à l'*atrophie*, qui, soit qu'on les considère dans leurs causes, soit dans leurs signes, ne sont pas plus favorables que les autres lésions à la doctrine qui leur donne pour mère commune l'inflammation.

En résumé, si les divers changements de volume et de consistance qu'offrent nos tissus, peuvent être considérés comme les effets primitifs les plus constants de l'inflammation, on ne peut, dans *tous les cas*, leur donner cet acte morbide pour cause efficiente ; car il est souvent impossible d'en découvrir le moindre signe, et lors-même qu'il a existé, c'est en vertu de conditions *spéciales* dont la cause nous échappe, puisqu'elle produit chez l'un l'ulcération, chez l'autre l'induration, ici l'hypertrophie, là le ramollissement.

Mais si la doctrine physiologique ne peut rendre raison, dans tous les cas, de lésions analogues à celles que l'inflammation détermine très-souvent, encore bien moins suffira-t-elle à expliquer les produits de nouvelle formation : tubercules, cancer, mélanose, et les transformations organiques graisseuses, osseuses, fibreuses, cutanées, etc. Ne suffit-il pas, pour se convaincre combien le solidisme local est ici en défaut, de se rappeler que ces produits peuvent se déposer à la

fois dans tous les tissus? Aussi, l'existence d'une modification profonde du sang chez les individus qui
offrent ces lésions, leur production par voie de sécrétion, n'est-elle plus guère contestée aujourd'hui par
les médecins qui ont suivi le mouvement de la science.
A ceux-là même qui adoptèrent jadis avec enthousiasme
les idées de Broussais, sont obligés d'avouer que leur
chef ne fit guère que mettre en relief la part que prend
l'irritation à ces altérations diverses (1). Quand on par-
viendrait, en effet, à découvrir dans tous les cas des
signes d'excitation locale, cela expliquerait-il pourquoi
l'on voit, à la suite de l'irritation la plus légère, un

(1) Voici comment Broussais expliquait la formation des tubercules : « la même irritation qui, dans son commencement
» avait accumulé le sang dans une partie, peut en se prolongeant
» et en perdant de son intensité (souvent par l'influence révul-
» sive d'une autre irritation), se borner à produire une accu-
» mulation de fluides blancs, et une hypertrophie anormale ca-
» pables de créer les tubercules et les masses encéphaloïdes. »
(*Comment. de la pathol.*, annal. 1826.) N'est-il pas au moins
extraordinaire que l'inflammation en s'affaiblissant produise les
tubercules, le cancer ! Comme elle s'affaiblit toutes les fois
qu'elle guérit, dit à ce sujet un spirituel critique, il en résul-
terait que le danger au cancer, aux tubercules n'est jamais plus
grand que dans les progrès qu'il fait vers la guérison ? Faut-il
s'étonner après cela que l'école physiologique promit de guérir
les cancers et de diminuer prodigieusement les lésions organiques ! — Nous devons dire cependant que l'analyse chimique
n'a pu encore constater dans les tubercules, comme dans le can-
·cer, que la diminution des globules ou l'appauvrissement du sang,
et la présence du pus, dans les cas de résorption. Toutefois la
chimie paraît consacrer la division des tumeurs ou produits de
nouvelles formation en *bénignes* et *malignes*, suivant qu'elles
restent locales, ou qu'elles tendent à se reproduire. Elle nous les
montre formées dans le premier cas de gélatine, de chondrine
ou de graisse, et dans le second de composés protéiques.

cancer, des ulcères rebelles, des tubercules se développer chez certains individus, tandis qu'une irritation plus forte ne produit rien de semblable chez une foule d'autres ? Les médecins physiologistes pourront-ils jamais dire quel est le degré d'irritation nécessaire pour produire un tubercule, un cancer ?.... Qui ne voit qu'en pareil cas l'irritation, quand elle existe, ne joue qu'un rôle tout-à-fait secondaire, impuissante qu'elle est à expliquer la spécialité de chaque lésion ?

Enfin, en ce qui concerne les phénomènes intimes de l'inflammation, ou l'état des capillaires dans les tissus enflammés, à l'opinion de Bichat adoptée sans modifications essentielles par Broussais, et suivant laquelle l'action des capillaires serait accrue, on a opposé depuis une opinion contraire, fondée sur deux motifs principaux : 1° L'irritation phlegmasique, consistant essentiellement, suivant l'école physiologique, dans un accroissement de la contraction, on ne s'explique pas comment, sous un volume moindre pourrait s'accumuler une plus grande masse de liquides, ou, en d'autres termes, comment la contraction pourrait avoir les effets de la dilatation. 2° L'atonie, ou la suspension d'action des capillaires dans la seconde, si ce n'est dans la première période de l'inflammation, est prouvée par la *stase* du sang à cette période.

Il est, en effet, hors de doute aujourd'hui, qu'à la première phase de ce phénomène, qui consiste dans l'hyperhémie ou la simple congestion des capillaires, et pendant laquelle la circulation locale est évidemment augmentée, succède une seconde phase (inflammation

confirmée), pendant laquelle le sang s'accumule et
subit une stase dans les capillaires (1).

Pour résumer la discussion à laquelle je viens de me
livrer, je dirai que le mot *inflammation* (2) ne signifie
plus rien dès qu'on lui fait tout signifier. — Que l'école
physiologique, en comprenant dans le même mode
pathologique les différentes lésions congestionnelles,
sécrétoires et nutritives que peuvent offrir nos tissus,
a méconnu la spécialité d'une foule d'états morbides, et fait jouer à un phénomène secondaire, l'irritation, le rôle principal. — Mais j'ajouterai, pour
être juste, qu'à cette centralisation excessive quelques
anatomo-pathologistes ont opposé un morcellement
non moins forcé, quand ils ont voulu rayer de la
science l'acte morbide *inflammation*, pour lui substituer
une foule d'états organiques sans corrélation entre eux,
et qui ne sont après tout que des effets. — Que pour
cesser d'appeler du nom d'inflammation cet état morbide, caractérisé par une vascularité plus grande, par
une augmentation de la fibrine du sang, par une sensibilité, une caloricité ordinairement exaltées, et surtout
par sa tendance constante à une sécrétion anormale (3),

(1) M. Dubois d'Amiens a constaté dans les phénomènes de
l'hyperhémie des ralentissements d'abord, puis des mouvements
saccadés de va-et-vient, puis des arrêts, et par suite une congestion consécutive, la rougeur et la tuméfaction. (*Préleçons de
pathol. expérim.*)

(2) Je devrais peut-être dire *irritation sanguine*, car l'école
physiologique avait, comme on le sait, rayé comme l'a fait depuis l'école anatomique, mais en partant d'un point de vue opposé, le mot *inflammation*.

(3) Ainsi dans la sécrétion par les tissus phlogosés de la sérosité du sang *modifié*, et tenant en suspension l'albumine et la

il faut qu'on lui substitue quelque chose de mieux connu. Or, jusqu'à présent, l'anatomisme n'a rien pu mettre à la place. Ayons foi dans l'avenir, et espérons que les intéressants travaux de chimie animale et de microscopie qui se poursuivent depuis quelques années avec ardeur, dissiperont les obscurités qui planent encore sur cette question.

Les longs développements dans lesquels je viens d'entrer au sujet de l'inflammation, développements que nécessitait l'importance de la matière, et le rôle important que ce mode pathologique joue dans la doctrine physiologique, me dispensent d'insister davantage sur le deuxième ordre d'irritations admis par Broussais, *les sub-inflammations*, qui rentrent dans le domaine de l'inflammation proprement dite, et auxquelles s'applique la plupart des réflexions que je viens de présenter au sujet de l'irritation sanguine. — Si telle est l'obscurité qui règne encore sur les conditions organiques de cette irritation, c'est-à-dire, du mode d'inflammation le plus manifeste, celui que l'on croyait le mieux connaître, que sera-ce de la classe des sub-inflammations, fondée sur la distinction chimérique, ou tout au moins très-hypothétique des vaisseaux rouges et blancs? En effet, il est généralement reconnu aujourd'hui qu'il n'y a qu'un ordre de capillaires; que tous contiennent du sang, avec cette différence, qu'en raison de leur diamètre, il en est qui peuvent

fibrine, on surprend, pour ainsi dire, le mécanisme de la formation du pus, des granulations, des œdèmes, des fausses membranes, des indurations et de certains produits qui tiennent à l'organisation de la fibrine.

laisser passer plusieurs globules, tandis que les autres
ne livrent passage qu'à un globule à la fois. Il faut donc
reléguer les capillaires à fluides blancs dans la caté-
gorie des capillaires exhalants et excréteurs, que personne n'a vu davantage. Dans ses réflexions critiques
sur Prost, Broussais avait fait remarquer lui-même :
« que les artères du système capillaire ne peuvent
» jamais être observées d'une manière assez isolée
» pour qu'on distingue leur affection de celles des
» autres éléments de cet inextricable tissu » (*Examen.*)
Cette distinction ne fut de fait imaginée que pour
expliquer certains états morbides peu favorables à la
doctrine physiologique, parce qu'ils offraient des caractères différents des phlegmasies ordinaires : telles les
affections dartreuses, syphilitiques, cancéreuses, dont
on rendrait compte par la combinaison de la phlogose
blanche et de la phlogose rouge. (*Hist. des phlegm. chr.*,
prolégom. et proposit. de l'Examen.) Dans tout cela, il
n'y avait qu'un phénomène de même ordre, la *sub-in-*
flammation. A la vérité, on admettait une sub-inflammation *scrophuleuse, squirrheuse, syphilitique, dartreuse,*
etc.; mais, ou cette distinction n'était que nominale,
ou elle portait sur l'essence même des choses. Dans la
première supposition, on se payait de mots ; dans la
seconde, on ruinait, par sa base, le système qui reposait
tout entier sur l'*identité* de l'irritation. — Passons à
l'ordre des irritations hémorragiques.

Hémorragies. — Lorsque parut l'*Examen*, la doctrine
des hémorragies était, comme celle de l'inflammation,
basée sur le système des propriétés vitales de Bichat.
L'augmentation ou la diminution de la contractilité et

de la sensibilité organiques étaient là pour tout expliquer. — Pinel, dans la 5me édition de la *nosographie*,
s'était montré vitaliste pur. — Latour, dans une mono-
graphie publiée en 1815, n'avait pas osé, ou n'avait
pas songé à se mettre au-dessus des errements de son
temps. L'augmentation ou la diminution de la force contractile sont toujours là pour tout expliquer. — Broussais adopta la physiologie régnante, en renchérissant
sur le rôle de l'irritation : « Les hémorragies, disait-il en
» dernier lieu, sont suites ou causes des inflammations
» et des sub-inflammations. En effet, elles ont pour
» premier élément la congestion sanguine, et pour
» causes celles des phlegmasies et des inflammations,
» plus une prédisposition particulière quelquefois ap-
» préciable. Cette congestion peut être regardée comme
» une mère qui a deux filles, l'inflammation et l'hémor-
» ragie. » (*Cours de pathol. et de thérap. génér.*, t. 5.)—
Et en parlant des hémorragies passives spontanées :
« Elles sont, dit-il, des pertes de sang produites par le
» relâchement, ou par la paralysie des capillaires exha-
» lants..... elles se font par les mêmes lois physiolo-
» giques que celles auxquelles on a donné le nom *d'ac-
» tives*..... ce qu'il y a de commun entre elles, c'est
» l'inégale distribution de l'irritabilité et des forces vi-
» tales dans les différentes régions du système capil-
» laire sanguin..... on suppose que ces vaisseaux sont,
» dans ce cas, dilatés au point de laisser sortir le sang,
» et qu'ils sont maintenus dans cet état par l'affaiblisse-
» ment de leur contraction organique. » Toute l'argumentation de Broussais tend, du reste, à prouver : « que
» les circonstances invoquées pour prouver l'existence

» d'hémorragies passives, ne suffisent pas pour en faire
» admettre l'existence ; et que toutes les hémorragies
» qui ne dépendent pas d'une violence antérieure, et
» qui sont spontanées sont actives (quelle que soit la
» faiblesse du sujet), dépendent d'une irritation des
» capillaires sanguins. » (*Examen*, propos. 198, etc.)

Nous savons ce qu'il faut penser du degré de certitude qu'offre la doctrine de la contractilité, prise ici
pour base de cette théorie. Nous nous sommes demandé
déjà jusqu'à quel point l'on peut faire rentrer les hémorragies sous la loi commune de l'irritation, et les
inscrire à côté des phlegmasies ; comment l'irritation
qui, en mettant en jeu la contractilité, a pour effet de
resserrer, de rétrécir les capillaires, et par conséquent
de refouler le sang, peut, en même temps, le faire couler ; pourquoi l'écoulement du sang, s'il tient à l'irritation, ne se voit pas dans toutes les maladies irritatives,
ou à un degré donné de l'irritation inflammatoire ;
pourquoi il n'a pas lieu, s'il tient uniquement à la faiblesse des contractions, dans tous les cas de paralysie,
d'anémie ? — Sans doute, Broussais eut raison de rapprocher des hémorragies aiguës certains écoulements
sanguins qu'on regardait à tort comme passifs, parce
qu'ils étaient liés à un état général de faiblesse ; mais
c'était dépasser le but, on ne peut le nier, que de méconnaître le caractère véritablement asthénique de
quelques-unes d'entre elles. D'ailleurs, en prouvant que
les circonstances admises par ses prédécesseurs comme
caractéristiques des hémorragies passives, ne suffisaient
pas pour leur faire attribuer ce caractère, le réformateur ne démontrait pas du tout qu'elles ne peuvent être

qu'actives. Il aurait fallu reconnaître qu'entre l'excitation et l'abaissement des propriétés vitales, ou plutôt parallèlement à ces deux états, il peut exister un état intermédiaire, une *disposition particulière* des exhalants, pour me servir de ses propres expressions, en un mot, un mode différent, une modification *sui generis*, qui n'est ni l'inflammation, ni l'asthénie, et qui joue ici le principal rôle (1). — Il aurait fallu surtout tenir un compte considérable de *l'état du sang*. Comment, en effet, expliquer autrement que par une modification profonde de ce fluide les hémorragies des scorbutiques, des typhoïques ; celles de l'hémacélinose ; ces diathèses hémorragiques, quelquefois héréditaires, et d'où résultent chez quelques individus des pertes de sang effrayantes, intarissables, à la suite de la plus légère blessure, d'une piqûre de sangsue (2), etc. ?

(1) Tout en le signalant, B. en tient peu de compte : « Ces phé-
» nomènes tiennent, dit-il, aux lois vitales primitives que nous
» ne connaissons pas, ou fort incomplètement. Le principal est
» cette congestivité qui peut alterner avec l'inflammation. »
(*Cours de pathol.*)

(2) B. lui-même en cite des exemples dans son *cours de pathol.
et de thérapeutique générales*. N'arrive-t-il pas dans la plupart des cas de ce genre ce que l'on observait chez les animaux que M. Magendie avait saignés un grand nombre de fois ; savoir : l'absence de Caillot obturant dans un sang impropre à se coaguler par suite d'une modification dans sa composition chimique ? MM. Becquerel et Rodier, M. Zimmermann ont prouvé par des expériences précises que des saignées copieuses, ou un écoulement abondant rendent le sang plus aqueux, et que la diminution des parties solides porte principalement sur les globules. MM. Andral et Gavarret sont arrivés à attribuer les hémorragies tantôt à une diminution absolue de la fibrine (hémorr. passives), tantôt à sa diminution relative par l'augmentation des globules (hémorr. actives), ou de la masse du sang. (Becquerel.)

Enfin, les théories exclusivement vitalistes de Broussais sur l'irritabilité, ne lui permirent pas de voir que
ces phénomènes morbides peuvent, dans un grand
nombre de cas, trouver leur explication dans l'hy-
dro-dynamique, comme l'ont démontré les curieuses
recherches de MM. Magendie et Poiseuille, comme le
professe aujourd'hui M. Bouillaud lui-même : « Depuis
» que la méthode expérimentale a été sérieusement
» appliquée à l'étude de la circulation, on a démontré
» que ces phénomènes étaient soumis aux lois de l'hy-
» dro-dynamique (*cliniq. méd.*, t. 5). » Enfin, M. Bouillaud reconnaît pour cause essentielle à ce phénomène, une diminution considérable dans la consistance du sang.

Névroses. — Forcé, pour être conséquent avec lui-
même, de ramener aux lois de l'irritation une classe de
maladies qui semblait naturellement s'y soustraire, *les
névroses*, Broussais n'y voulut reconnaître qu'une irritation nerveuse ou sympathique, transmise par un tissu
ou un organe enflammé au système nerveux cérébro-
spinal. (*Examen*, prop. 107, 201 à 206.) (1) M. Roche,
faute de pouvoir en faire des inflammations, y vit des
irritations nerveuses produites par l'accumulation du
fluide nerveux sous l'influence d'un agent irritant
(*élém. de pathol.*).

Ce rapprochement repose-t-il sur une analogie bien

(1) Broussais admettait cependant aussi des *névroses passives*
avec diminution ou abolition de la sensibilité et de la contractilité musculaire, mais on sait que l'asthénie dans la doctrine
physiologique ne figure, pour ainsi dire, que pour la symétrie
du cadre.

sévère ? peut-on faire dépendre d'une même cause les
différents modes pathologiques que nous venons de passer en revue, et ces troubles fonctionnels, qui ont pour
point de départ les aberrations de l'innervation, qu'elles
soient ou non le résultat d'un fluide électro-nerveux en
excès ou en défaut, ou même dénaturé d'une manière
inconnue ? Où trouver là les signes d'une irritation ?
Ce n'est pas dans l'état organique des tissus, puisque les
névroses ont pour principal caractère l'absence de lésions anatomiques susceptibles de tomber sous le scalpel. Est-ce dans les symptômes ? Mais où sont les preuves
d'une augmentation de l'action organique avec appel
des fluides ? Quelle analogie y a-t-il entre les symptômes multiformes des névroses et les signes toujours
identiques de l'irritation ? Qui ne sait que ces affections
s'offrent très-fréquemment chez des individus ané-
miques, dans la chlorose, avec des symptômes de débilité locale, qui semblent en raison directe de la susceptibilité nerveuse, et que restituer au sang par le fer,
par les amers, par les toniques, les éléments dont il est
dépourvu, est le seul moyen de guérir les névralgies
variées dont ces états cachectiques s'accompagnent (1) ?

En somme, les médecins qui ont fait rentrer les lésions de l'innervation dans le domaine des irritations,
sont partis d'une hypothèse pour en admettre une
autre. Ils ont d'abord supposé qu'il n'y avait que deux
états possibles dans l'organisme, et ils en ont tiré,
comme corollaire, que les névroses appartiennent

---

(1) On sait que M. Andral a souvent trouvé le sang pauvre en
globules dans ces affections.

généralement à l'un des deux. C'en est assez, je pense, pour qu'il soit inutile d'insister davantage sur la discussion d'une hypothèse gratuite, qui tombe avec le système qui en est la base ruineuse (1). — Les causes des névroses, leur marche intermittente, leur durée indéfinie, et compatible avec la longévité, malgré les douleurs dont parfois elles s'accompagnent, l'absence de lésions matérielles, la spécialité de leur traitement, tout concourt à faire de ces maladies une classe nosologique indépendante.

Je terminerai ce que j'avais à dire des quatre formes cardinales de l'irritation, par le jugement qu'en portait Boisseau dans sa *Pyrétologie physiologique* : « Appeler
» irritation *nerveuse* celle des filets nerveux que l'on
» suppose accompagner les dernières ramifications
» vasculaires, donner les noms d'*inflammation* à l'irri-
» tation des vaisseaux capillaires sanguins, de *sub-in-*
» *flammation* à l'irritation des vaisseaux exhalants et
» absorbants, c'est placer le siége des maladies dans
» des parties sur lesquelles nos sens ont peu de prise ;
» c'est retomber dans des hypothèses insoutenables en
» théorie, et nuisibles en pratique ; c'est établir des
» distinctions subtiles, que l'anatomie, la physiologie
» et la logique réprouvent (p. 30). »

On voit qu'aux yeux des partisans de la doctrine physiologique eux-mêmes, la théorie de l'irritation laissait plus d'un doute à éclaircir.

En somme, lors-même qu'on adopterait une partie

_____

(1) Dans son dernier ouvrage Broussais reconnaît des névroses spécifiques, c'est-à-dire stimulant le système nerveux d'une manière *purement nerveuse. (Cours de path.*, etc., t. 5.)

des idées de Broussais sur l'irritation, on ne pourrait
attribuer d'autre effet à ce mode pathologique, que de
troubler le mouvement nutritif, de donner l'impulsion
à l'aberration de nutrition, au trouble morbide qui
éclate dans le tissu malade. — Quant à expliquer par
elle le mode particulier, la spécialité de cette aberration
pathologique, c'est ce qu'on ne saurait faire, car ce
n'est ni dans son intensité, ni dans sa durée, ni dans
ses degrés que l'on trouve cette explication.

J'ai étudié ce qu'était pour l'école physiologique
l'irritation sous le point de vue de *sa nature* et de *ses
formes* : il me reste à la considérer dans sa *marche*,
dans sa propagation au moyen *des sympathies*, dans ses
déplacements.

Marche de l'irritation. — On sait que la marche de
l'irritation n'a rien de nécessaire, selon cette école,
qui affichait la prétention de *juguler l'inflammation* par
un traitement héroïque habilement institué, et de prévenir par là les lésions organiques qu'elle regardait
toutes comme les effets primitifs ou secondaires de
l'inflammation. Ainsi les maladies les plus redoutables,
les tubercules, le cancer pouvaient être conjurés ou
au moins arrêtés, nous l'avons dit, par un traitement
dirigé dès le principe contre l'inflammation, leur point
de départ ; d'où les accusations de *fatalisme*, prodiguées
par l'auteur de l'*Examen*, contre ceux qui se permet-
taient d'être d'un avis contraire. On sait jusqu'à quel
point l'expérience répondit à ces magnifiques promesses.
Non-seulement on ne croit guère aujourd'hui à la possibilité de prévenir ces formidables affections chez les
individus qui y sont prédisposés, mais on ne croit pas

même, en général, à la possibilité d'empêcher, au moins dans une foule de cas, l'inflammation de parcourir ses périodes.

L'irritation peut s'offrir, suivant l'école physiologique, sous les trois. types : *continu*, *rémittent*, *intermittent.* L'intermittence des névroses est un fait constant ; c'est même un de leurs caractères distinctifs ; mais ce caractère appartient-il aux phlegmasies ? Il est évident qu'en parlant des *phlegmasies intermittentes*, on n'a pu désigner que l'*hyperhémie* qui les précède, mais qui en est bien distincte. On ne saurait comprendre comment tout le travail morbide qui marque le développement de l'acte complexe de l'inflammation, pourrait s'opérer en quelques heures et disparaître dans le même temps sans laisser de traces. Je reviendrai sur ce sujet en parlant de la fièvre intermittente.

Sympathies. — Si les sympathies ont appelé à juste titre, dans tous les temps, l'attention des observateurs, elles devaient surtout jouer un rôle capital dans un système qui prenait pour base le solidisme local, et rejetait parconséquent les maladies *générales*. C'était par les relations sympathiques qu'on prétendait expliquer les symptômes de ces maladies, leur propagation dans tous les appareils.

Voici quelle était, à cet égard, la doctrine de l'école physiologique telle qu'elle est exposée dans l'*Examen*, dans *la physiologie*, etc. :

L'irritation marche toujours d'une manière progressive. Elle ne tarde pas à se répandre par irradiations dans plusieurs appareils, en suivant la route qui lui est tracée par les sympathies. — Ce sont les nerfs qui établissent les communications sympathiques. — Ces communications n'ont lieu que par suite de l'*exagération* des sympathies à l'état normal (1).

Broussais distingue les sympathies de la *vie de relation* des sympathies *organiques*. — Ces deux classes de phénomènes constituent les symptômes des maladies. — Les symptômes organiques peuvent exister seuls ; mais les symptômes de relation expliquent toujours l'existence d'un foyer d'irritation, qui doit avoir ses sympathies organiques.

L'étendue et l'action des sympathies sont subordonnées, suivant le chef de l'école physiologique : 1° Au degré d'intensité de l'irritation. 2° A sa durée. 5° A la nature du tissu irrité, et à la somme de vitalité qui y existe. — Plus les organes irrités provoquent de sympathies, plus ils sont exposés aux réactions sympathiques. Voilà pourquoi la muqueuse digestive est affectée dans presque toutes les irritations aiguës. (*Exam.* prop. 9-13, et 85-95, *physiologie*, etc.)

Telle est la substance des propositions fondamentales de l'école physiologique sur les sympathies : doctrine empruntée en partie à Bichat, et appliquée avec plus ou moins de bonheur aux phénomènes pathologiques. — On sait à quelles critiques a donné lieu la distinction

(1) « Les sympathies morbides s'opèrent de la même manière » que les sympathies de l'état de santé. Elles n'en diffèrent qu'en » ce que, dans ce dernier cas, les nerfs transmettent plus d'ir » ritation ou un mode d'excitation *qui répugne* aux lois vitales. » (*Exam.*, prop. 85.) Nous avons vu que Broussais ne dit nulle part ce qu'il entend par cette *répugnance* dont il parle ici, et dans quelques passages de sa physiologie, mais dont il ne tient aucun compte dans l'application.

plus ingénieuse que solide des deux vies.—On a demandé aussi si les nerfs sont réellement le siége exclusif de
cet ordre de phénomènes. On a remarqué que des
organes auxquels on ne connaît pas de nerfs, les os,
les cartilages, les membranes fibreuses, synoviales,
séreuses, donnent lieu cependant à des transmissions
sympathiques ; que d'une autre part, des affections
qui atteignent exclusivement les nerfs, ne réveillent
aucune sympathie. —Mais je ne m'arrêterai pas sur
une question pleine d'obscurités, et au sujet de laquelle,
d'ailleurs, Broussais s'est contenté d'adopter les opinions
émises par Boerhaave, Vieussens, Meckel, etc.— Après
avoir avancé que les phénomènes de la maladie sont
une exaltation des phénomènes physiologiques, le réformateur devait nécessairement en conclure que les
sympathies morbides ne sont que l'exagération des
sympathies normales. Mais si les prémisses de ce
raisonnement sont erronées, comme cela me semble
assez démontré, que penser de la valeur de ce corollaire ? « Voyez, dit Miquel, les vomissements qui ont
lieu dans la néphrite, dans l'opération de la cataracte ;
voyez la guérison d'une amaurose par un vomissement ;
voyez tous les accidents hystériques et les phénomènes
de l'*aura epileptica* ? » Quel rapport ont ces phénomènes avec ceux de la santé ? Si cependant les sympathies
morbides sont l'exagération des sympathies physiologiques, il faut pouvoir montrer celles-ci à leur premier
degré dans l'état normal. Or, loin de là, la maladie
offre parfois la rupture des sympathies physiologiques,
c'est-à-dire, un défaut de réciprocité entre des organes
qui, à l'état sain, agissaient sympathiquement l'un sur

158

l'autre. M. Moncamp, par exemple, a noté que le chatouillement de la plante d'un pied atteint de phlegmon, ne détermine pas le rire ou les convulsions qu'il développe à l'état physiologique (*thèse inaugur.*).

En somme, il est au moins douteux que la sympathie agisse sur un organe sain, comme sur un organe lésé, et *vice versâ*. — Telle est, d'ailleurs, l'importance du rôle que jouent les sympathies aux yeux des médecins physiologistes, qu'ils les transforment en affections locales, qu'ils croient nécessaire de poursuivre sur tous les points. « Pourquoi, disait à ce sujet M. Roche, ne » pas admettre que cette altération existe dès le début, » lorsque le symptôme qui n'en est que l'ombre, » existe ?..... Existe-t-il la plus légère différence entre » deux douleurs de tête, par exemple, d'égale intensité, » dont l'une est idiopathique, et l'autre sympathique ? » Pourquoi voudriez-vous que l'une dépendit de l'alté- » ration du tissu de l'arachnoïde, et que l'autre existât » sans cette lésion ? Cela implique contradiction. » Ainsi, il faut admettre des altérations de tissus, lors même qu'on ne les voit pas; poursuivre, partout où se montrent des phénomènes sympathiques, l'irritation qu'ils révèlent !

Enfin, poussant à l'exagération le système de la localisation, méconnaissant les maladies des fluides, l'école physiologique s'est trouvée, comme je le disais tout-à-l'heure, logiquement obligée de ramener aux sympathies tous les phénomènes pathologiques qui ne se rapportent pas directement à l'organe primitivement affecté, de nier les maladies générales, et cela devait suffire pour fausser toute la théorie qu'elle présentait à ce

sujet (1). — En effet, méconnaître ces réactions générales de l'organisme qui tiennent à l'altération de la vie
elle-même, à une modification de la substance entière,
totius substantiæ, comme disaient les anciens observateurs, supprimer d'un trait de plume les diathèses, les
cachexies tuberculeuses, cancéreuses, scorbutiques,
scrophuleuses, vénériennes, dartreuses, purulentes,
n'y voir, de même que dans les pyrexies avec manifestations anatomiques diverses vers la peau ou vers le
tube digestif, que le résultat des sympathies d'un viscère, se répétant sur d'autres appareils, expliquer la
santé et la maladie, les lésions des fonctions et celles des
tissus, la mort même par leurs sympathies, c'était, en
vérité, compromettre le succès de la systématisation la
plus ingénieuse.

Irritations secondaires. — Nous venons d'étudier la
marche de l'irritation, sa diffusion au moyen des sympathies ; suivons-la maintenant dans ses déplacements.

Il est certains états généraux de l'économie admis de
tout temps par les pathologistes, et désignés sous les
noms de *prédispositions, diathèses*, états morbides qui,
pour être souvent fort difficiles à apprécier dans leurs
conditions organiques, n'en jouent pas moins un rôle
considérable dans la pathogénie, et dénotent un vice
radical dans le système qui ne peut en rendre compte.

(1) On ne comprend pas trop non plus comment les lois de
la transmission sympathique s'accordent, en certains cas, avec
cet autre principe que l'on trouve dans l'*examen* (prop. 75) :
« L'exaltation d'un ou de plusieurs systèmes organiques, d'un ou
» plusieurs appareils, détermine toujours la langueur de quelque
» autre système ou appareil. »

La divergence des opinions admises à cet égard, la diversité des définitions qui ont été données, accusent plutôt l'obscurité de la matière, et l'état arriéré de la science, qu'elles ne prouvent la non-existence de ces faits. Je ne sache pas, en effet, que l'on puisse, à moins de fermer les yeux à l'évidence, nier qu'on ne voie survenir, sous l'influence d'un certain nombre de causes qui ont pour cela été nommées *prédisposantes*, certaines modifications qui précèdent le développement des maladies et les préparent : modifications *innées* ou *acquises*, selon que les causes ont agi par voie de transmission héréditaire, ou directement pendant la vie de l'individu; *accidentelles* et *passagères* ou *durables* et *permanentes*, agissant pendant tout le cours de la vie. — Nier la *prédisposition*, ce serait nier du même coup les tempéraments ou les constitutions organiques, dont la prédisposition n'est, dans un certain nombre de cas, que l'*exagération*. Broussais n'a donc pu se refuser à admettre les prédispositions, bien qu'elles cadrassent mal avec sa théorie. Je n'examinerai pas ici si le rôle de l'irritation ne se trouve pas singulièrement atténué par suite de cette concession ; mais je demanderai comment le même homme qui admettait les prédispositions pouvait, avec toute son école, rejeter *les diathèses ?* Je cherche vainement les limites tranchées qui séparent ces deux états. Qu'est-ce, en effet, qu'une diathèse ? « Une disposition
» particulière de l'organisme, disent les auteurs du
» *Compendium*, en vertu de laquelle certains individus
» contractent une espèce déterminée de maladie qui,
» malgré des différences apparentes de siége et de
» forme, procèdent d'une même cause, se reconnaissent

» à des caractères communs, et réclament souvent la
» même thérapeutique ; exemple : les diathèses cancé-
» reuse, scrophuleuse, syphilitique, tuberculeuse. »
En quoi donc la diathèse diffère-t-elle de la prédisposition, si ce n'est par l'intervalle du plus au moins,
comme disait Delaberge? (*Thèse de concours.*) Et comment voir dans la diathèse autre chose qu'une prédisposition ayant acquis un tel degré qu'elle est suivie presque nécessairement du développement des maladies qui
lui correspondent, comme le professe M. Chomel? —
Quoique l'altération générale des fluides soit un des caractères les moins incontestables de la diathèse, un de
ceux qui expliquent le mieux l'extension de la cause morbifique à tous les organes, le solidisme lui-même ne les a
pas reniées. Brown avait sa *diathèse sthénique* et sa *diathèse
asthénique;* l'école italienne sa diathèse de *stimulus* et de
contro-stimulus ; mais Broussais qui avait substitué le
solidisme local au solidisme général de ces deux écoles,
avec lesquelles il a d'ailleurs tant d'affinités, Broussais
avait été forcé d'imaginer, pour remplacer la doctrine
séculaire des diathèses, l'explication que voici : « L'ir-
» ritation tend à se propager par similitude de tissu et
» de système organique ; c'est ce qui constitue les
» *diathèses.* » (*Examen*, prop. 98.) Vous supposez d'a-
près cela que la répétition de l'irritation dans les tissus
similaires est une loi constante de l'économie ? Il n'en
est rien, car Broussais lui-même ajoute : « Cependant
l'irritation passe quelquefois dans des tissus tout différents de ceux où elle a pris naissance. » (*Ibid.*) (1)

(1) Et dans un autre passage : « Toutes les fois qu'il excite dans
» l'économie un foyer d'irritation aigue ou chronique, les autres

Eh! quoi, dans cette matière tuberculeuse qui se dépose simultanément dans tous les tissus, dans tous les parenchymes : dans cette matière encéphaloïde, dans ces masses mélaniques qui pullulent au sein de tous les organes, même ceux que ne réunit point le lien de vos sympathies, il n'y a que transmission d'une irritation primitivement locale ? S'il se dépose des tubercules jusque dans les os d'un phthisique, c'est parce que l'irritation des poumons s'est répétée dans ces parties ? En vérité, une doctrine qui est obligée de faire subir une telle torture aux faits, pour les faire entrer dans sa loi, une telle doctrine est jugée ! (1).

Le chef de l'école physiologique n'est pas beaucoup plus satisfaisant dans l'explication qu'il donne *des crises :* « Si les irritations sympathiques que les principaux » viscères déterminent dans les organes sécréteurs, » exhalants, et à la périphérie, deviennent plus fortes » que celles des viscères, ceux-ci sont délivrés de la » leur, et la maladie se termine par une prompte

» organes sont disposés à contracter une irritation de même na- » ture, si quelque stimulant agit sur eux avec une certaine éner- » gie. » C'est, en un mot, la répétition des phénomènes morbides en vertu de la solidarité qui lie tous les appareils, et de cet autre axiôme de la doctrine : « La nature de l'exaltation communi- » quée est la même que celle de l'exaltation primitive. » (Ibid.)

(1) L'école physiologique n'a tenu aucun compte de l'état du sang dans l'explication des phénomènes généraux des maladies. Cependant, pour n'en citer qu'un exemple pris parmi les affections le plus essentiellement locales, les phlegmasies, le retentisse- ment de la phlogose primitive dans plusieurs organes, et les complications qui s'ensuivent, ne peuvent-ils dépendre en par- tie de l'augmentation de la fibrine dans le sang, et du trouble que ce sang ainsi modifié doit jeter dans tout l'organisme, tout aussi bien que du jeu des sympathies ?

» guérison. Ce sont *les crises* ; dans ces cas, l'irritation
» marche de l'intérieur à l'extérieur. — Si l'irritation
» s'avance de l'extérieur vers l'intérieur, ou d'un
» viscère vers une autre plus importante, la maladie
» s'aggrave. » (*Exam.* prop. 94-96.) — Quant aux
métastases, Broussais ne les regarde pas comme essentiellement distinctes des *crises* : c'est, dit-il, l'irritation
sympathique qui persiste et constitue une autre maladie.

En admettant que le déplacement d'un foyer d'irritation d'un lieu dans un autre ne soit pas un phénomène
rare, bien que les sympathies soient loin de pouvoir
l'expliquer dans tous les cas, ce genre de phénomènes
contient-il à lui seul toute la doctrine des crises ? Cela
n'est pas admissible. Si, comme le dit le chef de l'école,
« les phénomènes critiques se confondent avec les
» phénomènes révulsifs, » si les lois de la révulsion,
qui n'est qu'une *crise artificielle*, sont entièrement
applicables aux crises, il faut donc, pour que la guérison s'opère par ces dernières, que l'irritation transportée
soit plus forte que l'irritation primitive ; sans quoi les
irritants qui l'opèrent étant trop faibles, l'irritation
qu'ils déterminent, s'ajouterait à l'irritation primitive
au lieu de la diminuer. (*Examen.*) Or, est-ce bien là ce
qui arrive dans la plupart des cas ? Comment ! c'est
un déplacement de l'inflammation primitive qui donne
lieu aux flux salivaires, urinaires, aux épistaxis, aux
sueurs que l'on voit servir de crises à des pneumonies,
à des fièvres continues, etc? Mais où sont donc les
signes qui révèlent dans ce cas, je ne dirai pas seulement une phlegmasie plus forte, mais seulement une

irritation des glandes salivaires, rénales, de la pituitaire, de la peau (1) ?

Il faut bien le reconnaître, les phénomènes critiques ou métastatiques peuvent devoir leur existence à des conditions très-variées, très-complexes. Il ne s'agit pas ici de prononcer entre Hippocrate et Broussais. Bien qu'on ne puisse trouver que dans les altérations des liquides une théorie complète des phénomènes de cette classe, il n'est guère plus possible de croire à l'élimination d'une matière morbifique, comme loi de tous les phénomènes critiques, qu'à celle que lui a voulu substituer le moderne réformateur. Je pense même que le fatalisme des jours judicatoires est en opposition avec les faits ; qu'il y a beaucoup à retrancher de tout ce qui a été dit au sujet des crises, et qu'il y a de nouvelles recherches à faire sur ce point de doctrine tranché par la doctrine physiologique avec le sabre d'Alexandre, mais nullement résolu.

Relativement à la doctrine des *métastases* qui se lie étroitement à la première, elle n'a rien d'anti-physiologique: ce que prouvent, par exemple, l'existence du pus dans le torrent circulatoire, et son dépôt en nature dans les organes ; la suppression d'une ascite suivie immédiatement d'épanchement dans les ventricules cérébraux, et cent autres faits de la même nature. Si l'irritation déplace le sang, elle ne déplace pas la sérosité, le pus, etc., et l'on ne voit pas pourquoi les absorbants ne pomperaient pas tout ce qui se trouve à leur orifice. Il est cependant des faits de prétendues métastases, qui

(1) Broussais reconnaît d'ailleurs lui-même que les irritations intenses suppriment les excrétions.

se rapportent moins au transport qu'à la non-sécrétion de certains matériaux. Telle est cette femme qui rendait par le mamelon un liquide contenant de l'urée. Il y a ici, comme dans la doctrine des crises, une révision philosophique à faire; mais il y a aussi beaucoup de faits à conserver, lesquels ne sont nullement réductibles aux lois de l'irritation et de la révulsion.

De l'asthénie. — L'asthénie occupe une place si peu importante dans la doctrine physiologique, que j'aurai peu de chose à en dire (1). — « C'est, dit un de ses re- » présentants les plus distingués, l'état dans lequel l'ac- » tion organique des tissus est abaissée au-dessous de » l'état normal..... De même que les irritations con- » sistent dans un appel plus considérable que dans » l'état normal, des fluides qui parcourent naturelle- » ment les tissus, de même les asthénies sont caracté- » risées par l'abord moins considérable de ces fluides, » et dans la diminution de l'irritabilité. » (*Roche*). — L'asthénie n'est d'ailleurs admise qu'avec force restric- tions. La soustraction des stimulants habituels, une irritation existant dans une autre partie, la faiblesse de quelques organes, dont l'action est normale et néces- saire à l'existence des autres actions organiques, telles sont les seules causes d'asthénie.—Il y a une asthénie *di- recte* ou *primitive*, et une asthénie *indirecte* ou *secondaire*, provenant de l'irritation d'une autre partie. Celle-ci est la plus commune, elle ne persiste même pas long-temps pour l'ordinaire, la partie débilitée pouvant réagir et

(1) Sur un volume de 600 pages, l'auteur de l'*exposition des principes de la nouvelle doctrine* lui en consacrait *neuf*.

déterminer une irritation (*exposit. des princip. de la nouv. doctrine*).

Conséquemment à cette doctrine, M. Roche classait les asthénies ainsi qu'il suit : 1° *asthénies sanguines* (anémie, chlorose, aménorrhée, scorbut) ; 2° *asthénies nerveuses* (héméralopie, amaurose, glaucôme, surdité, anosmie, perte de goût, anaphrodisie, pour les organes de sentiment ; — aphonie, blépharoptose, etc., pour les organes de mouvement) ; 3° *asthénies nutritives* ou *atrophies* (des muscles, du cœur, des testicules, etc.) ; 4° *asthénies sécrétoires* (agalaxies, aspermacies, etc.). — (*Elém. de pathol.*, 1825.)

C'est ici qu'éclate surtout dans toute son insuffisance la théorie dichotomique. Ce qui frappe au premier abord dans cette énumération confuse, c'est l'assemblage hétérogène de maladies aussi dissemblables. Quoi ! dans la chlorose et dans la paralysie des sens, dans le scorbut et dans la suppression d'une fonction sécrétoire, on ne peut voir qu'un même phénomène, la contractilité descendue au-dessous de son état normal ! Le scorbut et l'aménorrhée rentrent dans la même classe, et l'amaurose lui appartient au même titre ! et l'état du sang n'était compté pour rien dans cette prétendue distribution nosologique ! Cela était tellement incroyable que M. Roche, tout en offrant cette classification, dont il ne se dissimulait certainement pas le vice radical, signalait l'altération de la composition du sang lui-même, comme si cette altération ne gouvernait pas les autres phénomènes dans la chlorose, le scorbut, etc. — Un autre adepte de la doctrine de l'irritation, M. Bouillaud, reconnaissait positivement, dès 1826, que le scorbut consiste dans une altération chimique du sang. — Mais, à part même les altérations des fluides de la nutrition, à combien de causes contraires les différents états morbides énumérés plus haut parmi les asthénies ne peuvent-ils pas devoir naissance ! Que de fois l'aménorrhée, par exemple, n'est-elle pas le résultat d'une hyperhémie de l'utérus, et ne guérit-elle pas par une saignée révulsive du bras? Combien de fois aussi la suspension des sécrétions laiteuses ou autres, n'est-elle pas le résultat d'une surexcitation, et les atrophies la simple conséquence d'un obstacle mécanique à la circulation ? Remarquons enfin que la faiblesse qui accompagne l'anémie, le scorbut, les sécrétions excessives, etc., n'étant autre chose qu'un symptôme d'altérations matérielles des solides et des liquides, ne peut justifier leur admission parmi les asthénies primitives, essentielles ; que l'existence de celles-ci, si elles existent réellement, ne peut atteindre que les fonctions qui dépendent du cerveau ou des nerfs ganglionnaires.

Rappelons cependant, avant de quitter ce sujet, qu'à Broussais appartient surtout l'honneur d'avoir mis dans tout son jour cette vérité capitale, déjà saisie par Bichat : que la surexcitation d'un appareil entraîne souvent la débilité d'un autre ; que si l'on ne consulte que l'état du système musculaire, on aura une idée très-fausse de l'état des forces, erreur que Brown et la plupart des pathologistes n'avaient pas su éviter. Toutefois, Broussais ne vit pas, ou plutôt ne tint pas assez compte, de l'asthénie directe, exercée par certaines causes de maladies sur l'économie tout entière, indépendamment de l'adynamie symptomatique de l'accumulation de

l'excitabilité dans un organe; telle est celle qui caractérise les fièvres typhoïdes (1).

Thérapeutique. — Dans toute doctrine médicale, la
thérapeutique est nécessairement en rapport avec l'idée
que l'on se fait de la *nature* des maladies; c'est là que
toute idée spéculative doit, en définitive, aboutir.
C'est la preuve expérimentale ou *à posteriori* des propositions formulées en lois, et qui ne trouvent pas
toujours, par malheur, leur sanction au lit des malades.
Dans une théorie dicothomique, le problème est réduit
à sa plus simple expression. Du moment, en effet, qu'on
n'admet que deux classes de maladies, il n'y a place
que pour deux ordres de médications, et si l'on ne voit
dans l'immense majorité des maladies que des irritations, les *antiphlogistiques* constituent à peu près à eux
seuls toute la thérapeutique (2). C'est ce qui arriva à
l'époque où la doctrine physiologique régna dans la
science. — Si Broussais rendit un service signalé à l'art
de guérir, en instituant sur les bases les plus rationnelles la méthode anti-phlogistique, et en rendant
notamment l'usage des saignées locales plus sûr et
plus familier à la majorité des praticiens : en rappelant
qu'il faut toujours tenir compte de l'état de la muqueuse
gastrique, sur laquelle les médicaments sont déposés :

(1) On peut remarquer aussi que l'adynamie ne se montre
généralement dans les pneumonies graves, qu'à cette période
de la maladie, où le sang désoxigéné, et ne pouvant plus s'engager dans les dernières ramifications bronchiques du paren-
chyme hépatisé, cesse de porter aux organes la stimulation nécessaire.

(1) Nous verrons tout-à-l'heure ce qu'il faut penser de l'emploi
des révulsifs et des toniques dans la doctrine de l'irritation.

En bannissant du traitement des maladies aigues une foule de préparations nuisibles , et l'expectation préconisée par Pinel, parce qu'elle était, en effet, préférable à la désastreuse activité de Brown (1); s'il démontra admirablement qu'une foule de phlegmasies aigues ne passent à l'état chronique que pour avoir été mal traitées, ou insuffisamment combattues à leur origine : que le traitement anti-phlogistique employé dans le cours , surtout au début de la plupart des maladies aigues (notamment des pyrexies), les abrège, et rend leur marche plus bénigne, il paralysa les ressources que nous offre la matière médicale en jetant l'interdit sur les remèdes les plus héroïques ; en inspirant aux praticiens les terreurs les plus exagérées sur la sensibité de

(1) Comme l'école physiologique n'a pas émis une seule assertion qu'on n'ait contestée depuis, par une réaction qui, comme toutes les réactions, a dépassé les limites du vrai, on a élevé des doutes sur l'efficacité de la médecine agissante dans les maladies. Un statisticien de la pathologie a prétendu que les saignées n'avaient aucun effet sur la marche de la pneumonie.... Rien ne serait plus propre, à mon avis, à discréditer l'emploi des chiffres en médecine. J'en appelle aux praticiens. En est-il de si malheureux qui n'aient eu la satisfaction d'enrayer des pneumonies ? J'affirme , pour mon compte , vivre encore dans cette illusion, nonobstant les relevés numériques de l'observateur distingué que je cite. Toutefois je reconnais que cette question de l'*expectantisme* demanderait des développements que je ne puis lui donner ici. Ainsi, il y aurait à examiner si les maladies ont généralement une tendance à se guérir d'elles-mêmes : s'il y a plus d'avantage à les abandonner à leur cours naturel qu'à chercher à hâter leur guérison (en supposant que le traitement prescrit ait réellement cet effet). Je crois que dans la généralité des cas, on pourrait répondre par la négative. Les hippocratistes eux-mêmes sont obligés d'avouer que la *nature médicatrice* réagit aussi souvent d'une manière funeste qu'avantageuse aux malades.

l'estomac, et un scepticisme outré sur les propriétés curatives des substances médicinales les mieux éprouvées.

Il faut lire les traités de thérapeutique publiés sous l'influence de ces idées, pour voir à quoi se réduisaient, entre les mains d'un grand nombre de médecins physiologistes, les ressources du praticien. Qui ne sait, d'autre part, le déplorable abus que l'on fit des évacuations sanguines et de la diète, sous le prétexte de poursuivre jusque dans ses résultats les plus éloignés les restes de l'irritation ! Que de maladies nerveuses traitées pour des inflammations, et exaspérées, devenues incurables par la diète et par les sangsues (1) ! — Ainsi, *en pratique*, l'école physiologique ne reconnaissait qu'une médication, qu'elle appliquait à outrance (2).— *En théorie*,

(1) « Plusieurs fois, nous avons vu le malade expirer peu d'ins-
» tants après la chute des sangsues, que l'on n'avait pas craint
» d'appliquer, lorsque la perte du sentiment et du mouvement,
» la lividité de la peau, et la petitesse du pouls annonçaient
» que l'action vitale était enrayée, pour ainsi dire, par la phleg-
» masie. » (*Exposition des princip. de la nouv. doct.*, p. 206.)
Certes, voilà une terrible accusation dans la bouche d'un adepte
de la doctrine. Que pourrait dire de plus un adversaire ? Hâtons-
nous d'ajouter que Broussais insistait souvent, dans ses cours,
sur le danger de ces émissions sanguines, *in extremis*.

(2) En vain Broussais disait-il : « Que tous les modificateurs
» des organes vivants lui étaient également précieux, pourvu
» qu'on en fit un bon emploi » (dernier cours). Je reconnaitrai
volontiers qu'entre les mains d'un praticien de génie comme
lui, les théories sont beaucoup moins dangereuses qu'elles ne
paraissent l'être, parce qu'elles sont moins absolues, et qu'ils
savent les modifier suivant les indications. Mais il n'est pas
moins vrai que les conséquences que je viens de signaler étaient
contenues dans la doctrine physiologique, et que des esprits
moins élevés que le sien, ou aveuglés par le fanatisme du système les en tiraient tous les jours sans tempérament.

elle consacrait une immense erreur en rejetant, pour
être conséquente avec elle-même, la spécificité médicamenteuse ; en proscrivant l'expérience des siècles ,
qui avait institué plusieurs méthodes thérapeutiques
distinctes, fondées sur les effets primitifs et secondaires
des médicaments. Sans doute, les progrès de la science
ont dû introduire, et apporteront tous les jours des réformes nécessaires dans ces méthodes, qui sont bien
loin encore d'offrir le dernier terme d'une analyse sévère. Toujours est-il que l'on ne saurait méconnaître
entre les méthodes excitante, anti-spasmodique, alté-
rante ou substitutive, perturbatrice, etc., des différences essentielles, et nullement réductibles à une seule
propriété. Si l'efficacité de certaines médications prises
en dehors des anti-phlogistiques n'est pas illusoire, si
tous les remèdes ne sont pas également propres à remplir toutes les indications, s'il en est qui répondent
tellement à l'attente du praticien qu'ils servent parfois
de pierre de touche pour déterminer la nature spéciale
d'une maladie dont le diagnostic était indécis , il faut
bien en conclure qu'il est des substances médicamen-
teuses qui agissent autrement qu'en excitant ou en re-
lâchant (1) ; qu'il en est de nature à modifier la sub-
tance vivante , la vitalité tout entière ; qu'en combat-
stant la syphilis par le mercure, la gale par le soufre,
on s'attaque plutôt à la nature du mal qu'à sa forme
sensible ; en un mot, qu'outre les indications thérapeutiques qui se tirent *de la forme* des maladies, indications

(1) L'école italienne a eu des idées beaucoup plus larges en
thérapeutique en admettant des agents susceptibles de neutraliser directement le *stimulus* qui produit les phlègmasies.

secondaires, auxiliaires seulement du traitement, il en est d'autres, plus véritablement curatives, et qui s'adressent au principe même du mal. — Il s'agit bien moins, en effet, en semblable cas, de l'étendue, de degré de la phlegmasie locale, que de la qualité, du l'énergie de l'agent producteur qui se cache derrière. — De même quelles que soient les formes sous lesquelles se montre la fièvre intermittente, et les phénomènes qui lui servent de cortège, le quinquina pourra seul satisfaire aux indications qui se présentent. — L'école physiologique commit donc une grande méprise en thérapeutique, lorsqu'elle confondit l'action primitive et physiologique des substances médicinales, laquelle est le plus souvent excitante ou débilitante, avec l'action thérapeutique spéciale qu'elles exercent sur tel organe, ou directement sur tel agent morbide : action dont le mode varie indéfiniment. — De même, en effet, qu'outre les symptômes propres à toute phlegmasie, il y a dans la syphilis des symptômes spéciaux qui n'appartiennent qu'à elle seule, de même, il y a dans l'action du bi-chlorure de mercure, par exemple, une action locale analogue à celle de tous les corps irritants, et une action spéciale qu'il ne partage avec aucun autre. — Ici l'action générale ou secondaire ne peut pas plus être déduite de l'action primitive et locale, que les propriétés nutritives d'un aliment ne peuvent se déduire de l'impression qu'il fait sur le ventricule. — Ces propriétés sont même si bien distinctes qu'elles peuvent remplir des indications toutes différentes. Ainsi, le quinquina sera donné tantôt comme tonique, tantôt comme anti-périodique ; le calomel, tantôt comme purgatif, tantôt comme antisyphilitique. Or, de l'une de ces propriétés aurait-on jamais conclu l'autre ? Si les propriétés physiologiques ou communes agissent localement, les autres n'agissent-elles pas indépendamment de la voie par laquelle la substance médicinale est introduite (1) ?

Les médecins de l'école physiologique trouvèrent deux moyens de prouver qu'il n'y a pas de médication spécifique :

1° Ils nièrent purement et simplement la spécialité de certaines médications, telle que la médication mercurielle.

2° Ils expliquèrent, ou crurent expliquer, *par la révulsion*, les effets des autres, quand ils étaient trop évidents pour être niés.

« Si l'on persiste, dit l'auteur de la *pyrétologie phy-*
» *siologique*, à vouloir que le quinquina agisse comme
» spécifique contre la périodicité, l'intermittence, on
» doit convenir qu'il partage cette propriété avec la
» joie, la frayeur, l'arsenic, l'opium, l'émétique et tous
» les autres agents qui guérissent les maladies pério-
» diques (p. 550). »

(1) On peut même établir une distinction importante entre ces propriétés spéciales. Il est des substances qui vont, par une sorte d'affinité élective, porter directement leur action sur le même organe. Ainsi, la digitale agira sur la contractilité du cœur; la belladone sur celle de l'iris ; le seigle ergoté sur celle de la matrice; le mercure sur les glandes salivaires ; l'émétique introduit dans les veines, le jalap en frictions sur la peau, iront solliciter les contractions du tube digestif. Les autres n'agiront plus sur tel organe, mais sur la *cause* même du mal, quel que soit son siége : ce sont les *spécifiques* proprement dits, que l'école physiologique rejetait avec dédain, sous le prétexte qu'elle devait finir le règne de l'empirisme, quoique la médecine ne compte pas, à la grande confusion des théories, de moyens plus certains.

11

Je laisse à l'auteur *des lettres à un médecin de province*, le soin de répondre : « Non , pour admettre que le quinquina est un remède spécifique contre la périodicité, il n'est pas besoin d'admettre que tout ce qui guérit les fièvres intermittentes soit spécifique. Ce titre est acquis au quinquina par le nombre de guérisons obtenues, et par la certitude de celles à obtenir. Un remède spécifique est celui qui, par un mécanisme dont on ne peut pas rendre raison par les analogies physiologiques ordinaires, guérit une maladie donnée, infiniment plus souvent que d'autres remèdes, et le quinquina est dans ce cas. Comparez les guérisons obtenues par ce moyen avec celles obtenues par la joie, la frayeur, la jusquiame , etc., et jugez..... L'existence d'un remède spécifique n'exclut pas d'ailleurs l'existence d'un autre remède semblable..... On n'exige pas d'un remède spécifique qu'il soit unique. Il ne faut pas non plus exiger qu'il guérisse toujours la même maladie, sans aucune exception; car cette circonstance peut présenter dans chaque individu des circonstances particulières, à nous inconnues, qui annulent l'effet spécifique du remède. C'est d'après un ensemble de faits nombreux que l'on doit prononcer, et non pas d'après quelques exceptions. »

Je croirais abuser de la longanimité de mes lecteurs en cherchant à prouver qu'on ne réussit pas mieux à interpréter la spécificité médicamenteuse *par la révulsion*. On sait que ce phénomène fournissait aux médecins physiologistes une solution toute prête pour tous les problèmes de la thérapeutique. Or, non-seulement, ils se mirent, dans les lois qu'ils formulèrent à cet égard,

en contradiction avec les faits, mais ils se contredirent
eux-mêmes. Ainsi, après avoir posé en principe que
l'inflammation la plus forte déplace la plus faible, ils se
trouvèrent souvent dans le cas d'attribuer à la plus
faible le déplacement de la plus forte. — On ne comprend pas non plus, dans cette théorie, pourquoi le
traitement par la révulsion n'augmente pas, au lieu de
l'affaiblir, l'irritation dans la partie enflammée, ainsi
que cela devrait avoir lieu en vertu de la loi des sympathies (1). — Et si nous entrions dans le détail, que de
non-sens, que d'assertions insoutenables ! Eh ! quoi,
c'est en substituant à l'irritation pathologique l'irritation révulsive que le quinquina guérit de la fièvre (2),

(1) M. Bégin finit cependant par reconnaître, dans son *traité de
thérapeutique,* qu'une irritation très-intense peut être révulsée
par une moins intense. M. Roche expliquait ce fait par la dissé-
mination de l'irritation sur la membrane où se fait la révulsion :
explication qu'on peut adopter, quand il s'agit, par exemple,
d'une crise par les sueurs, mais qui ne trouve pas son application dans tous les cas, dans un flux salivaire, par exemple.

(2) « Le quinquina, disait Boisseau, guérit les fièvres inter-
» mittentes gastriques, *parce qu'il* irrite l'estomac en l'absence
» de l'irritation fébrile. Une irritation intense le rend moins
» susceptible de contracter une irritation moins intense. » (*Pyrétol.*) Ainsi, voilà les stimulants doués du pouvoir de prévenir
les irritations, ce qui cadre beaucoup mieux avec les principes
de l'homéopathie qu'avec ceux de la doctrine physiologique.
Ainsi, l'irritation produite par le quinquina est plus forte que
celle qui est produite par la fièvre ! Et cette irritation, loin de
renouveler les accès, les guérit ! Et si l'on désire savoir pourquoi
d'autres stimulants ne peuvent remplacer le quinquina comme
anti-périodique, Boisseau répondra que : « Quand l'estomac
» n'est pas le siége de l'irritation fébrile, l'écorce du Pérou agit
» sur ce viscère comme la ventouse sèche, le sinapisme, le
» vésicatoire !..... » Un élève de l'école pensa se tirer d'embarras en disant que les agents thérapeutiques *n'agissent pas*

le fer de la chlorose ? C'est en irritant l'estomac que l'iode dissipe le goitre, que le seigle ergoté arrête une hémorragie de l'utérus, que la digitale rallentit les battements du cœur (lorsque d'autre part, on annonce que cette irritation les accélère) ?

J'ai vraiment hâte d'en finir. Il est pénible d'avoir à relever de semblables errements chez des hommes aussi distingués que ceux qui se virent, pour l'honneur de leur théorie, contraints de les soutenir ou, au moins, de les subir. Telle est la loi fatale des systèmes absolus ; telle est la tyrannie qu'ils exercent sur leurs adeptes. — Faut-il s'étonner, après cela, que l'explication que l'école physiologique tenta de donner de l'action des spécifiques, et notamment de l'action du quinquina dans les fièvres, fut une des causes du discrédit qui ne tarda pas à la frapper (1) ?

tous sur les *mêmes éléments organiques* de la partie (Richond-des-Brus). On n'a jamais rien dit de plus probant, ce me semble, en faveur de la spécificité médicamenteuse.

(1) Relativement à l'emploi de la *méthode substitutive* dans les maladies, et aux succès qu'on en peut retirer, Broussais annonçait qu'elle guérissait en opposant stimulation à stimulation, en *dénaturant* l'irritation primitive pour lui en substituer une autre : « En substituant une irritation *médicamenteuse* à une » irritation morbide. » (*Examen.*) Cela peut se comprendre dans les idées de ceux qui admettent des irritations différentes de *nature* ; vous guérissez dans ce cas, non pas en exaltant, mais en modifiant d'une manière spéciale la partie malade. Mais dans celles des physiologistes qui n'admettent que des différences de quantité, cela est inexplicable ; car comment une irritation ajoutée à une autre peut elle produire une irritation moindre ? Qu'est-ce qu'une irritation *dénaturée*, sinon une irritation qui n'a plus les caractères de l'irritation, et qui, parconséquent est autre chose ?.....

III.

Développements de la doctrine. — Quoique les idées particulières de l'école physiologique sur chaque maladie soient dans une telle dépendance de sa logique générale, qu'il puisse sembler inutile de les en dégager, je ne crois pas néanmoins pouvoir garder le même silence à l'égard de quelques-unes d'entre elles, et notamment de la *gastro-entérite*, pierre angulaire de son système, et que Broussais appelait *la clef de la pathologie.*

L'histoire des inflammations gastro-intestinales s'offre sous deux aspects principaux; on peut les étudier : 1° en elles-mêmes, en tant qu'appartenant à la grande classe des phlegmasies, dont elles constituent l'un des ordres principaux. 2° Dans leurs rapports avec les autres maladies, et spécialement avec l'ordre des pyrexies, où elles jouent, suivant l'école de l'irritation, un rôle fondamental. C'est sous ces deux points de vue que je vais en parler.

Inflammations gastro-intestinales. — Nous avons vu, dans la partie rétrospective de cet ouvrage, ce que Broussais put devoir à ses devanciers, ce qu'il ne dut qu'à lui-même. Nous avons constaté que les phlegmasies aiguës de l'appareil digestif n'avaient été généralement décrites avant lui qu'à leur degré le plus intense; qu'à l'état chronique elles étaient mal connues, ou le plus souvent complètement ignorées, regardées pour la plupart comme de nature asthénique ou saburrale ; que leurs influences sympathiques n'avaient été appréciées que par un petit nombre de bons observateurs, et négligées par la masse ; leurs lésions, enfin, très-

incomplètement décrites. J'ai rappelé que l'on devait à
l'illustre auteur des *Phlegmasies chroniques*, l'analyse
vraiment physiologique. des symptômes produits par
ces maladies dans toutes leurs nuances ; la preuve (sauf
la part à faire à l'exagération) que l'hypocondrie, certains délires, quelques manies peuvent se développer
sous l'influence d'une affection aigue ou chronique de
l'estomac (1) ; enfin l'institution du traitement le plus
rationnel; — et quoique par une de ces réactions si
communes dans notre art, après avoir vu attribuer
toutes les maladies à des gastro-entérites, nous enten-
dions quelquefois demander aujourd'hui *s'il y a des*
gastrites et des gastro-entérites spontanées, nous tenant
également éloigné de cette double exagération, nous
ferons seulement nos réserves en ce qui concerne la
confusion systématique établie à dessein par cette école
entre plusieurs affections de nature différente, et qu'on
s'accorde aujourd'hui à regarder comme parfaitement
indépendantes de l'inflammation : telles sont particulièrement : l'*embarras gastrique* ou *intestinal*, les *gastralgies*
et les *entéralgies*, certains ramollissements de la muqueuse;
le *cancer*, qui est autre chose que la gastrite chronique,
malgré l'analogie de leurs symptômes. — Certes, on
aurait beaucoup simplifié la science, si l'on parvenait à
ramener toutes ces affections à un ou deux types bien
déterminés, et dont l'inflammation serait l'élément
commun. Malheureusement, l'observation rigoureuse et

(1) N'omettons pas de dire que Broussais, après avoir tout
rapporté à la gastrite, finit par accorder à chaque organe le droit
d'être affecté primitivement, quoiqu'avec le concours de l'appareil digestif.

impartiale, en dehors de toute théorie, n'a pas sanc-
tionné cette fausse interprétation des faits. L'étude
seule des causes qui produisent les affections gastriques
(*ingesta* ou *circumfusa*) aurait pu suffire à prouver que
ces causes n'agissent pas toutes à la manière des irritants. Ainsi, parmi les *ingesta*, une alimentation insuffisante, de mauvaise nature, comme celle à laquelle les
classes pauvres sont souvent réduites, agit-elle de
même manière qu'un régime succulent, des aliments
épicés, de haut goût, des spiritueux? Que voit-on dans
le premier cas, sinon une modification profonde dans
la nutrition de l'estomac, d'où une lésion spéciale de sa
muqueuse? — De même parmi les *circumfusa*, toutes
les températures, toutes les saisons agissent-elles iden-
tiquement sur ce viscère? L'air froid et humide, et l'air
chaud et sec développent-ils également son irritabilité?
Les émotions morales, les passions tristes ou gaies sur-
excitent-elles indifféremment l'organisme? N'en est-il
pas, au contraire, d'essentiellement dépressives?

On s'accorde généralement aujourd'hui à reconnaître
qu'il y a une affection des follicules de l'estomac (1), et
des lésions nerveuses de ce viscère, sans phlogose con-
comitante (2). Mais les opinions sont plus partagées en

(1) Boisseau lui-même admet une variété de l'embarras gastrique qui ne coïncide pas avec l'irritation de l'estomac; mais il
supposait cette irritation dans le foie (*pyrétologie*).

(2) Broussais reconnaît, dans son *Cours de pathologie et de
thérapeutique générales*, des névroses gastriques : 1° par irritation de la muco-villeuse. 2° Par innervation cérébrale. 3° Par
l'influence d'un viscère ou d'un tissu irrité. 4° Par métastase
rhumatismale. 5° Par cause mécanique; mais la première, la plus
commune de toutes, dit-il, les comprend à peu près toutes, car

ce qui concerne l'étiologie du cancer gastrique, et la
doctrine de l'école physiologique rallie encore un certain nombre de partisans. L'existence du cancer gastrique comme affection spéciale et indépendante de la
gastrite chronique, est démontrée pour moi :

1° *Par une prédisposition spéciale*, en vertu de laquelle se développent chez quelques individus ces affections désorganisatrices, sous l'influence de causes tout
au plus suffisantes pour produire chez d'autres une légère gastrite, ou même par l'action de causes hyposthé-
nisantes, comme des privations, des aliments insuffi-
sants, etc. ; prédisposition qui éclate surtout dans l'hé-
rédité, et dans les cas où l'on voit des lésions identiques
pulluler à la fois dans plusieurs organes.

2° *Par les lésions organiques* qu'il détermine, et par
l'aspect de ces lésions, toutes les fois au moins que la
maladie ne se borne pas à l'hypertrophie des membranes (1), mais qu'elle s'accompagne de ces produits
nouveaux de sécrétion qui la caractérisent spécialement.

3° *Par les symptômes* qui le distinguent, en général
(surtout si on les considère dans leur ensemble), des
inflammations chroniques, notamment lorsqu'existe
d'une manière non équivoque *la diathèse cancéreuse,*

il y rattache la *cardialgie*, le *pyrosis*, le *soda*, la *boulimie*, la
dyspepsie, la *gastralgie*. La concession est donc plus apparente que réelle.

(1) Il est des cas où l'hypertrophie du tissu musculaire de
l'estomac ne paraît pas plus sous la dépendance de l'inflammation que celle du cœur, mais provient comme celle-ci dans le
cas de rétrécissement des orifices, d'un obstacle mécanique ;
lorsqu'un cancer du pylore, par exemple, oppose un obstacle
tel au passage des aliments que le viscère doit se contracter
avec **plus d'énergie** pour les faire passer dans le duodénum.

dont *la cachexie cancéreuse* forme le dernier degré.

4° *Par sa marche* (surtout au déclin de la maladie),
et par sa constante incurabilité.

Maintenant, qu'il y ait souvent entre les symptômes
du cancer et ceux des gastrites chroniques les plus
graves des rapports tels, qu'il soit parfois difficile *dans
l'état actuel de la science* de les distinguer, qu'est-ce
que cela prouve contre les considérations que je viens de
présenter? Cette analogie ne se retrouve-t-elle pas entre
des maladies très-différentes dans d'autres organes?

En un mot, je pense que la cause qui produit le cancer de l'estomac est la même que celle qui produit les
affections cancéreuses des autres organes, et comme rien
ne peut faire supposer une immunité en faveur de ce
viscère, je ne conçois pas que l'on rejette, si l'on admet
celles-ci, la spécialité de la première.

Si nous jetions un coup d'œil sur les autres lésions
organiques de l'estomac, il ne serait pas plus difficile de
démontrer qu'il est des *mélanoses* de cet organe , développées sous l'influence de congestions entièrement
passives ; des *perforations spontanées* ou par cause interne , qui paraissent se former avec une rapidité
effrayante, et indépendamment de toute inflammation
antérieure ; plusieurs sortes de *ramollissements*, où ni
les symptômes, ni l'autopsie, ni le traitement, ne justi-
fient l'opinion de Broussais et des médecins qui, comme
lui, n'y voient qu'une gastrite (1). — Mais sans entrer

_____

(1) Ne croyez pas en avoir fini avec cette question, dit M. Andral, quand vous dites que le sevrage prématuré, par exemple,
ne ramollit l'estomac que parce qu'il l'irrite. Cette irritation,
essaiera-t-on de la démontrer par l'anatomie pathologique ?

dans plus de développements à cet égard, j'en ai dit assez dans ce qui précède pour en conclure que l'inflammation n'est pas la cause unique des désordres que l'on trouve dans l'estomac, et parconséquent dans le tube digestif et ses annexes; et qu'en rapportant à l'histoire de la gastrite les lésions les plus disparates, les symptômes les plus divers, l'école physiologique a laissé subsister une confusion inextricable dans cette partie de la pathologie (1).

Les mêmes réflexions sont applicables à la description que Broussais et ses élèves ont donnée de la gastro-entérite, description où l'on trouve confondus, avec les symptômes propres à l'inflammation de la muqueuse digestive, ceux qui appartiennent aux divers ordres de fièvre de Pinel (2).

Les pyrexies épidémiques, décrites par plusieurs

Mais quelle partie semble moins irritée que certains estomacs dont les parois complètement décolorées ne présentent d'autre altération qu'une diminution de consistance? (*Précis d'anat. pathol.*)

(1) Aussi, Boisseau, ne sachant comment retrouver, au milieu de cet amalgame de circonstances empruntées à divers ordres de maladies, ce qui appartient en propre à la phlegmasie du ventricule, disait, en 1828, dans sa *nosographie organique :* « Le » moment n'est pas encore venu de tracer une histoire générale » de la gastrite. »

(2) La dénomination de *gastro-entérite* fut employée, pour la première fois, par l'auteur de l'*Examen.*

Le même écrivain auquel nous surprenions tout-à-l'heure un aveu d'ignorance à l'égard de la gastrite, disait, en parlant des phlegmasies de l'intestin grêle : « C'est une des parties les moins avancées de la thérapeutique. » (*Loc. cit.*) Si telle était l'insuffisance de la médecine physiologique au sujet des maladies qu'elle avait le mieux étudiées, que pouvait-on attendre des autres ?

auteurs, sont, suivant Broussais, des formes diverses de
la gastro-entérite, qui dépendent, tantôt de l'idiosyn-
crasie, tantôt du degré de l'inflammation. — La première supposition conduirait à des conclusions étranges.
Il faudrait supposer que tous les malades atteints en
même temps, avaient le même tempérament. Ainsi,
tous les malades traités par Rœderer et Vagler, auraient
dû être lymphatiques; tous ceux de Tissot, bilieux;
tous ceux de Sydenham, sanguins, etc., à moins que
faisant le procès aux épidémistes, on n'admette, avec
le chef de l'école physiologique, que ne voyant pas de
symptômes prédominants, ces illustres observateurs *en
ont choisi un*, autour duquel ils ont *imaginé* de grouper
tous les autres. (*Examen.*) Que parconséquent Rœderer
et Wagler, s'ils avaient vu les malades de Sydenham,
leur auraient reconnu, comme le fait observer Miquel,
des symptômes muqueux, et point du tout inflammatoires; de même Tissot, Sarcone, Finke, etc. — Quant
à la seconde circonstance, il faudrait supposer que le
malade, arrivé au plus haut degré de la gastro-entérite,
c'est-à-dire, à celui qui s'accompagne de stupeur, de
fuliginosité, de fétidité des excrétions, etc., a passé par
tous les degrés intermédiaires : qu'une fièvre adynamique ou typhoïde a toujours été successivement inflammatoire, muqueuse, bilieuse, etc. ; ce qui n'est pas seulement contraire à l'observation, mais encore au bon
sens, puisque cela forcerait à admettre que tous les individus atteints dans une épidémie le sont au même degré, qu'ils ont tous passé par ces mêmes nuances. Or,
nous verrons tout-à-l'heure que les symptômes qui caractérisent pour Broussais le plus haut degré de la gas-

tro-entérite, se montrent souvent, dès le début de la
fièvre typhoïde, avec des lésions fort peu étendues de
la muqueuse digestive (1).

Pyrexies. — Dans les affections morbides que nous venons de passer en revue, les symptômes locaux bien tranchés traduisent d'une manière manifeste l'état morbide
de l'appareil lésé. Dans celles que nous allons examiner,
c'est le mouvement fébrile qui domine la scène ; les
symptômes locaux sont plus ou moins prononcés sans
qu'il paraisse sensiblement modifié lui-même.

C'est ici le terrain sur lequel le débat s'est engagé
avec le plus de vivacité entre la doctrine physiologique
et ses antagonistes. Quelle est donc la valeur de l'opinion émise par les partisans de cette école *sur la fièvre
et sur les fièvres* ? 1° *Sur la fièvre* : peut-on admettre l'explication qu'elle en donne, lorsqu'elle la fait provenir de
la sympathie qui existe entre le cœur et le point irrité, et
de la réaction qui en est la suite ? 2° *Sur les fièvres* : faut-
il admettre avec elle le rôle qu'elle fait jouer à la gastro-
entérite dans les fièvres essentielles, et les rayer de la
pathologie pour les rapporter toutes à cette phlegmasie?

Citons d'abord quelques propositions qui résument
la doctrine physiologique à cet égard.

(1) Ce n'est pas la seule difficulté, ni la seule contradiction
qu'offre la théorie de l'école physiologique. On ne comprend pas,
par exemple, comment d'une part la non-perception de la douleur dans l'inflammation de l'estomac ou des intestins grêles,
et comment d'autre part les sensations douloureuses que fait
naître constamment la phlegmasie des gros intestins, s'accordent
avec cet axiôme de la doctrine : « Plus la sensibilité de l'or-
» gane irrité et celle de l'individu sont considérables, plus les
» sympathies sont multipliées.» (*Examen*). Si un organe est d'autant plus sensible qu'il a plus de sympathies, et *vice versâ*, quel
organe devrait l'être davantage que l'estomac ?

« La fièvre n'est jamais que le résultat d'une irrita-
» tion du cœur, primitive ou sympathique..... Les
» irritations intenses de tous les organes sont trans-
» mises au cœur ; alors il précipite ses contractions,
» la circulation s'accélère, et la chaleur augmentée de
» la peau détermine un serrement pénible, c'est ce qu'on
» doit appeler *la fièvre*... Toute irritation assez intense
» pour produire la fièvre, est une des nuances de l'in-
» flammation..... toutes les fièvres essentielles des au-
» teurs se rapportent à la gastro-entérite simple ou
» compliquée.... toute inflammation assez intense pour
» produire la fièvre en excitant le cœur, l'est assez
» pour agir en même temps sur le cerveau et l'estomac,
» au moins dans son début, et comme l'irritation ne
» change point de nature pour être transmise, celle
» que reçoivent ces trois organes est toujours une
» nuance de l'inflammation. » (*Prop.* 91-94, et 139 de
l'*Examen*, 3ᵉ édit.)

Quelle est, de toutes ces assertions si irréfragablement
établies aux yeux des médecins physiologistes, celle
que l'on peut encore admettre aujourd'hui ?

L'état fébrile est un ensemble de symptômes plus ou
moins tranchés, ou plutôt c'est un état complexe que
nous voyons apparaître sous l'influence de circonstances
fort différentes. — Parce que les phlegmasies sont, de
toutes les maladies, celles qui développent le plus constamment la fièvre, s'ensuit-il que la modalité *fièvre*,
ou si l'on veut l'*irritation fébrile* soit identique à l'irritation inflammatoire ? Ne voit-on pas la fièvre naître
d'un simple trouble fonctionnel, de l'altération des
liquides en circulation (morve, puogénie), d'un trouble

inconnu de la calorification (fièvres intermittentes)?
On connaît des fièvres éphémères, et des intermittentes qui n'ont que quelques heures de durée, et l'on
ne connaît pas de phlegmasies de ce genre. D'un autre
côté, on voit des phlegmasies parcourir toutes leurs
périodes sans déterminer de fièvre (1).

En un mot, il peut y avoir fièvre, réveil de sympathies morbides, par cela seul qu'un organe souffre, qu'il
y ait augmentation, diminution ou perversion de l'action vitale, que cet organe ait subi une modification
dans son mode normal d'innervation, de nutrition ou de
sécrétion. Il n'est nullement nécessaire pour cela, que
cette modification soit de nature inflammatoire, que
sa cause soit de nature stimulante.

Remarquons qu'en admettant des irritations *primitives* du cœur, Broussais allait contre sa propre doctrine.
— Quant à la propriété dont jouissait l'irritation de se
transmettre sympathiquement sans changer jamais de
nature, on a répondu avec raison qu'il en est ainsi,
sans doute, si l'organe qui reçoit l'irritation transmise
est dans les mêmes dispositions que celui qui la lui
transmet, mais qu'il doit en être fort différemment s'il
est dans des dispositions autres. Ainsi, qu'une gastrite
vienne à réveiller une bronchite chez un sujet tubercu-
leux, ou qu'une encéphalite développe sympathiquement une gastrite chez un individu prédisposé au
squirrhe de cet organe, certes, il y aura là autre chose

(1) Surtout à l'état chronique, mais quelquefois aussi à l'état
aigu ; telles sont particulièrement les phlegmasies séreuses, les
bronchites chroniques, les méningites, les péritonites, les pleurésies, les rhumatismes articulaires.

qu'une simple nuance dans l'inflammation transmise.

Enfin, si la fièvre symptômatique était simplement le résultat de l'irritation, propagée sympathiquement le long du système nerveux, pourquoi les névralgies les plus douloureuses la détermineraient-elles si rarement, tandis que les inflammations latentes, tant elles sont indolentes, la provoquent ordinairement? L'opinion des anciens, qui voulaient que la fièvre se généralisât par les humeurs, ne tire-t-elle pas, au contraire, quelque probabilité des travaux modernes sur les altérations du sang?

Mais laissons-là des problèmes obscurs, et qui, de long-temps encore, ne pourront être complètement éclairés, et passons à une question plus pratique, et partant plus digne de notre intérêt, *les fièvres*. — Nous parlerons successivement des pyrexies avec manifestation anatomique vers le tube digestif, — vers la peau, — vers le système fibreux, — et de celles dont le caractère anatomique est moins bien déterminé (fièvres intermittentes et typhus).

Pyrexies, avec manifestation anatomique vers le tube digestif. — Y a-t-il des maladies auxquelles il faille conserver le nom de *fièvres essentielles?* Si l'on fait abstraction des fièvres intermittentes, des typhus et des fièvres exanthématiques, dont je parlerai plus loin, et qui ne peuvent être assimilées aux fièvres continues que sous le rapport de l'altération du sang (diminution dans la fibrine), on n'admet plus généralement aujourd'hui que *la fièvre typhoïde*, dans laquelle on a cru pouvoir fonder la gastro-entérite de l'école physiologique, et la plupart des groupes de Pinel. Néanmoins,

cette question est trop importante pour que , la regardant comme jugée , nous nous contentions d'opposer
la prescription aux idées émises naguère par l'école
physiologique. A titre de question historique, elle ré-
clamerait déjà quelques développements, quand même
le respect auquel a droit le nom de Broussais ne nous
ferait pas un devoir de lui opposer autre chose qu'une
simple fin de non-recevoir.

C'est de la division établie par Pinel , que ce réformateur partit pour prouver que les différentes espèces
de *fièvres essentielles*, admises jusque-là , étaient toutes
réductibles à la gastro-entérite, nonobstant la distinction établie par tous les observateurs depuis Hippocrate,
entre les phlegmasies et les fièvres.

Mais d'abord, si l'on se rappelle l'incohérence de cette
pyrétologie , empruntée à la triple considération de
causes vraies ou supposées, des symptômes prédominants, et du type ou de la durée, on conviendra que
ce n'était pas là , malgré une tendance marquée vers
une généralisation de plus en plus exacte, le dernier
terme auquel pût arriver l'analyse physiologique de
différents états morbides compris sous le nom de *fièvres
essentielles*.

Avant tout, rejetons de la question ces états fébriles
symptomatiques, qui reconnaissent ordinairement pour
cause la phlegmasie profonde et ignorée d'un viscère ,
et que nos devanciers , encore peu familiarisés avec la
recherche du siége des maladies , confondaient souvent,
avant les travaux de l'école physiologique , avec les
pyrexies essentielles. Il est incontestable que l'on trouve
fréquemment, dans les observateurs de ce temps, des

méningites décrites sous le nom de fièvres ataxiques ;
des gastro-entérites, sous la dénomination de fièvres
bilieuses ; des angines, des gastrites légères, sous celles
de *fièvres inflammatoires*, etc. Ce fait avait même été
signalé, nous l'avons vu, par plusieurs observateurs,
antérieurement aux travaux de Broussais (1).

Maintenant si, cette cause de confusion écartée, nous
prenons la question des fièvres essentielles au point où
l'ont amenée les progrès de la science, il paraîtra impossible de nier que les groupes de symptômes décrits
sous le nom de fièvre inflammatoire, adynamique,
ataxique, bilieuse, muqueuse, ne se rapportent, dans
la plupart des cas, soit aux phases successives, soit aux
formes variées d'une même affection, comme Bordeu (2),

(1) Dès 1805, Tommasini disait : « Qu'est-ce que la synoque,
» sinon un léger degré de phrenitis, d'angine, ou de rhuma-
» tisme, selon les parties affectées de préférence. » (*Rech. path.*,
p. 36.) — Caffin écrivait en 1811 : « Toutes les fièvres doivent
» être rapportées à une lésion locale dont elles ne sont qu'un
symptôme. » (*Tr. analyt. des fièv. essent.*) Mais cet observateur n'étayait pas son opinion de recherches cadavériques ;
il ne présentait point (pas plus que M. Castel dans un ouvrage
publié postérieurement), une théorie liée dans toutes ses parties,
comme celle du chef de la doctrine physiologique. Broussais s'est
fait, au reste, la part qui lui revient à cet égard dans le passage
suivant : « Les auteurs ont dit quelquefois que certaines fièvres
» dépendaient d'une inflammation des organes digestifs ; mais
» ils n'ont jamais dit que les fièvres prétendues essentielles ne
» pussent avoir une autre cause. » (*Examen*, prop. 140.)

(2) Ce profond observateur, signalant avec sa perspicacité
habituelle la vanité des prétentions de ceux qui ne voulaient
voir dans toutes les fièvres graves qu'une affection locale, faisait
remarquer que toutes les théories sur les causes véritables de
ces maladies pouvaient trouver leur application dans la variété
des symptômes et des lésions qu'elles offrent. Comprenant
admirablement (quelque part il fasse aux solides), le rôle

comme Cullen l'avaient déjà pressenti ; — que cette affection ne peut se confondre avec la gastro-entérite, ce que les recherches de MM. Petit et Serres (1), Bretonneau, Louis, Chomel, Andral, etc., ont mis hors de doute. — Chose remarquable! les travaux d'anatomie pathologique dans lesquels Broussais puisa l'idée première de sa réforme, et qui avaient semblé d'abord devoir renverser la doctrine des fièvres, les ont, au contraire, séparées à jamais des phlegmasies, et remises à leur place indépendante.

Sans insister sur la preuve d'un fait acquis à la science, et qui ressort si évidemment de l'analyse des causes, des symptômes et des lésions cadavériques, fait adopté par ceux-là mêmes qui brillèrent naguère au premier rang parmi les partisans de la doctrine physiologique (MM. Bouillaud, Roche (2), etc.), je me bornerai à rappeler quelques circonstances capitales dans l'histoire de la fièvre typhoïde, et qui établissent d'une manière irréfragable sa séparation avec la gastro-entérite :

1° La multiplicité des lésions, annoncée par la géné-

essentiel que joue dans ces maladies l'altération du sang, il les assimile à ce qu'on pourrait appeler, dit-il, *un scorbut aigu*. (*Rech. sur le pouls*.)

(1) Ces observateurs ne virent pas, au reste, que leur fièvre *entéro-mésentérique* correspondait aux diverses espèces de Pinel, et à la fièvre *putride* ou *maligne* des anciens observateurs. De son côté, Pinel l'envisagea comme une simple inflammation du tube digestif, et s'efforça de prouver qu'elle ne représentait aucune de ses espèces de fièvres.

(2) M. Roche range aujourd'hui (4me édition des *Élém. de pathol.*) la fièvre typhoïde au nombre des affections produites par les altérations du sang, parmi les maladies miasmatiques, entre les fièvres exanthématiques, et les typhus proprement dits:

ralité et par la variété des symptômes, constatée par l'autopsie.

2° Le défaut de corrélation entre l'étendue des lésions du tube digestif, et la gravité du mal ; la mort pouvant survenir à la suite des mêmes symptômes, quelles que soient d'ailleurs les lésions que l'on trouve à l'autopsie (1).

3° La diminution absolue ou relative de la fibrine du sang (Andral et Gavarret), fait opposé à ce qui a lieu dans les phlegmasies, où il y a, au contraire, augmentation rapide de cet élément, et qui marque bien le passage de la fièvre typhoïde à la fièvre jaune , au typhus proprement dit, où cette défibrination du sang existe au plus haut degré , sans que d'ailleurs l'anatomie pathologique des solides offre une altération fixe et constante à laquelle on puisse rattacher ces pyrexies.

En résumé , Broussais put se croire dans le vrai, quand il annonça qu'il est une classe entière de pyrexies dans lesquelles se trouvent constamment des lésions du tube digestif ; mais il erra dans la théorisation de ce fait, lorsque, poursuivi du fantôme de l'ontologie, et

_____

(1) J'ai vu, avec beaucoup d'autres, les fièvres typhoïdes les plus graves n'offrir à l'autopsie pour toute lésion , que le gonflement d'une ou deux plaques de Peyer, au voisinage de la valvule iléo-cœcale, avec pâleur de la muqueuse environnante. Quant à l'estomac, quand il est affecté (ce qui est loin d'être constant), qu'y aperçoit-on ? Les effets d'une hyperhémie plus ou moins intense ; le gonflement des glandes de Brunner ; plus rarement la phlogose ou la désorganisation inflammatoire. Aussi, quand Broussais argumente contre la dothinentérie de M. Bretonneau, de la possibilité de voir cette affection sans lésion des follicules, il dit vrai; mais il ne prouve pas par là que la fièvre typhoïde n'est qu'une gastro-entérite.

préoccupé de la nécessité de localiser les fièvres, il vit
dans ces lésions, dont il méconnut d'ailleurs le caractère spécial, le fait primordial de l'état morbide, au
lieu de le considérer comme l'effet secondaire d'une
cause antérieure et plus générale. — En d'autres termes,
si le chef de l'école physiologique ne tomba pas dans
l'erreur du nosographe Français, en faisant de chacun
des aspects d'un même état morbide autant d'affections
distinctes, s'il reconnut le lien général qui rattache ces
désordres divers à une cause unique, il se trompa
lorsque, frappé du rôle important que le tube digestif
joue dans l'organisme par ses fonctions et par ses sympathies, il en fit le point de départ de tout cet ordre de
maladies. Erreur facile à expliquer, du reste, à une époque de solidisme exclusif, où l'idée de chercher la cause
de certaines affections dans les altérations du sang, qui
seules pouvaient fournir la solution du problème, n'était
venue à personne (1).

(1) Aussi, l'un des arguments principaux de l'école physiologique pour prouver que la fièvre n'est pas une affection générale, et qu'il n'y a même aucune maladie générale, c'est que
toutes les causes agissent *localement :* qu'aucune ne modifie toute
l'économie à la fois..... c'était oublier que toutes les modifications qui agissent sur le sang par l'alimentation, la respiration, etc., agissent d'une manière générale ; que ce sang altéré
va porter dans tous les tissus un élément morbide. Sans doute,
cela ne veut pas dire que les maladies générales commencent
partout à la fois. Un virus, par exemple, est absorbé localement,
il n'entre pas dans le corps par toute sa surface ; ce n'est que
long-temps après son introduction dans l'économie que la maladie devient générale. Si, comme l'a répété Broussais après
Bichat, tous nos organes possèdent une somme spéciale de vitalité, comment seraient-ils tous affectés au même degré par la
même cause ? Comment les tissus les plus irritables seraient-ils

C'est par suite de la même prévention que Broussais
confondait l'adynamie qui résulte de l'existence d'une
violente phlegmasie, avec la prostration produite directement par l'agent inconnu des maladies typheuses (1),
laquelle n'est pas plus le résultat de l'inflammation in-
testinale, que les taches de la peau, les escarres, les
parotides, etc., Ici, contrairement à ce qui se passe
dans les phlegmasies, les symptômes généraux précèdent les symptômes locaux, les dominent, et enva-
hissant la plupart des viscères à la fois ou successivement, ils annoncent clairement que la cause morbide
qui atteint l'économie ne se borne point à l'appareil digestif, à quelques phénomènes sympathiques, à quelques
dérangements dans la circulation ou dans les sécrétions
de sa muqueuse.

Enfin, Broussais, avec moins de préoccupation dans

lésés au même degré que ceux qui le sont moins ? N'est-il pas
aussi des principes morbides qui montrent une affinité élective
pour certaines parties ? Si dans la fièvre typhoïde, par exemple,
la muqueuse digestive, l'une des plus nerveuses, les plus riches
en sympathies, est, comme dans toute les intoxications miasmatiques, une des premières à manifester sa souffrance, peut-on
dire, cependant, en présence des phénomènes qui se passent vers
la peau, vers l'appareil respiratoire, circulatoire, nerveux, que
la maladie réside plutôt ici que là, plutôt dans les solides que
dans les liquides ? Ce qu'il y a de certain, c'est que plus le
mouvement fébrile est intense, plus il est prolongé, plus aussi
sont nombreuses les phlegmasies des divers organes désignées
sous le nom de *lésions secondaires*.

(1) « Les gastro-entérites qui s'exaspèrent arrivent toutes à
» la stupeur, au fuligo, à la lividité, à la fétidité, à la prostra-
» tion, et représentent ce qu'on appelle *fièvre putride, adyna-*
» *mique, typhus.* » (*Annales, comm. sur la pathol.*, 1826.) Cependant B. reconnut que les miasmes producteurs des typhus
affaiblissent la force vitale.

l'esprit, voyant que la méthode évacuante n'augmente pas cette prétendue gastro-entérite, qu'elle l'amende même fréquemment, ainsi que les toniques ; — que d'autre part, le traitement anti-phlogistique ne l'empêche jamais de parcourir ses périodes (1), Broussais, dis-je, eût été conduit à modifier ses idées dans un sens plus conforme à l'observation (2). — Mais n'est-ce pas trop exiger d'un chef de système ? N'ont-ils pas tous écrit sur leur bannière : périssent les faits, plutôt qu'un principe ! — Comme un traitement anti-phlogistique bien dirigé enrayait toutes ces gastro-entérites, on ne devait plus voir de *putridité* entre les mains des médecins physiologistes; on alla effectivement jusqu'à prétendre qu'on n'en voyait plus..... tant les faits étudiés dans des idées préconçues profitent peu à la science !

(1) Nonobstant cette assertion téméraire de Broussais, qu'on s'étonne de lui voir reproduire jusque dans son dernier cours : « Si vous calmez les irritations du tube digestif, quand elles » commencent, vous n'aurez point de dothinentéries. » (*Cours de pathol.*, etc., t. 2, p. 5.) Quel praticien n'a pu s'assurer du contraire ! n'a vu, comme moi, ces affections, à un certain degré d'intensité, suivre leur cours, sans paraître à peine modifiées par le traitement anti-phlogistique le plus rigoureux ? C'est que la cause morbide a déjà agi sur tout l'organisme, antérieurement à l'apparition des lésions gastro-intestinales qui, à proprement parler, n'en sont peut-être que *la crise* ?

(2) Les grands observateurs, tels que Sydenham, Huxham, Hecquet, Pringle, Rivière, Finke, etc., savaient fort bien distinguer les cas où les émissions sanguines doivent être préférées aux évacuants et aux toniques, et ceux, au contraire, où ces derniers doivent obtenir la préférence. Ils ont signalé le danger des cordiaux dans certaines épidémies de typhus. De son côté, Broussais avouait : « En avoir vu un trop grand nombre » s'améliorer par l'emploi des stimulants, pour révoquer en » doute leur utilité. » (*Phlegm. chron.*, t. 2.) Il est vrai qu'à l'époque où il écrivait ces mots, il s'en tenait à une observation rigoureuse.

Il me resterait peut-être à rechercher, si dans cette réduction à une seule maladie de toutes les pyrexies avec manifestation anatomique vers le tube digestif, on n'a pas été trop loin. Si, par exemple, on ne doit pas conserver, à côté de la fièvre typhoïde, la *fièvre inflammatoire* et la *fièvre bilieuse*, comme pouvant seules expliquer certains états morbides, aussi éloignés de la gastro-entérite que de la fièvre typhoïde (1)? Mais cette question devant surtout se débattre entre les médecins qui admettent l'existence des fièvres, ne se rattache plus aussi directement au but essentiel de cet ouvrage. Du moment, en effet, que certains états fébriles ne se rapportent pas à la phlegmasie du tube digestif, peu importe le nombre, la doctrine physiologique n'en est pas moins convaincue d'erreur, et c'est bien vainement qu'elle prétendrait expliquer la variété des symptômes de ces affections par la différence du siége de la phlegmasie abdominale.

Pyrexies à siége indéterminé. — Je rangerai dans cette division les fièvres intermittentes et les typhus.

1° *Fièvres intermittentes.* — Pinel, qui ne fit qu'effleurer ce sujet, commit une grande faute, lorsqu'à l'exemple de Cullen et de Franck, il assimila les fièvres intermittentes aux fièvres continues. Aussi, le monde médical s'est-il montré peu disposé à ratifier les éloges accordés à ce sujet par Broussais à l'auteur de la *Nosographie.*

(1) Plusieurs pathologistes modernes pensent que la *fièvre bilieuse* et la *fièvre inflammatoire* ne doivent pas disparaître du cadre de la pyrétologie. L'analyse du sang prouve que cette dernière, qui s'accompagne, comme les autres pyrexies essentielles, de diminution dans la fibrine, ne peut être assimilée aux phlegmasies.

Jamais l'école physiologique ne compromit plus sa cause que lorsqu'elle prétendit ne voir là que les effets d'une gastro-entérite périodique (1), et dans l'action spécifique du quinquina, qu'une simple révulsion s'accomplissant suivant les lois qu'elle avait formulées. En preuve de l'analogie des fièvres intermittentes et des fièvres continues, l'école physiologique professait que l'on fait passer la gastro-entérite périodique au type continu *en l'exaspérant par des toniques...* d'où il faudrait tirer cette singulière conséquence : qu'une fièvre continue est toujours une maladie inférieure en intensité à une fièvre intermittente ; qu'ainsi une pernicieuse qui tue au troisième accès, est moins grave qu'une gastrite avec fièvre continue ; qu'un fièvreux guéri par le quinquina est, dit plaisamment Miquel, plus malade qu'auparavant, puisque, d'après les principes de la nouvelle-école, il n'a pu guérir que par une révulsion plus forte que l'irritation primitive.... Mais discuter les assertions de la

(1) « Les fièvres intermittentes et rémittentes sont des gastro-
» entérites périodiques..... Chaque accès-régulier est le signal
» d'une gastro-entérite dont l'irritation est ensuite transportée
» sur les exhalants cutanés, ce qui produit *la crise.* Si l'irrita-
» tion ne se déplace pas, la fièvre est rémittente; si elle cesse
» de se déplacer, elle devient continue. » (*Examen, propos.*
232 – 233, 3ᵐᵉ édit.) Voir aussi *Mongellaz, Essai sur les irritations intermittentes.* Cette doctrine si peu en harmonie avec
les faits, est, cependant, de toutes les parties de son système,
celle que Broussais a le moins modifiée. Ainsi, dans son dernier
cours, nous lui voyons dire : « Le foyer permanent d'irrita-
» tion qui entretient ces fièvres, est placé le plus souvent,
» peut-être 99 fois sur 100, dans le canal digestif. » (*Cours de
pathol.,* etc., t. 5.) Comme c'était sur la réforme de la pyrétologie qu'il fondait son principal titre de gloire, c'était là aussi
qu'il était le moins disposé à faire des concessions.

doctrine de l'irritation à cet égard, serait supposer
qu'elles obtiennent encore quelque créance dans la
science. Or, qui peut, je le demande, admettre qu'une
gastro-entérite avec toute les modifications de circulation, de sécrétion, d'innervation qu'elle suppose, puisse
s'établir en quelques heures, pour disparaître aussi vite,
et cela sans laisser de traces (1); que l'inflammation,
que nous voyons marcher constamment vers la terminaison d'une manière continue, se succède ainsi à inter-
valles égaux? Comme si l'intermittence n'est pas l'apa-
nage spécial du système nerveux! Ce que l'école
physiologique a désigné sous le nom de gastro-entérite,
n'est donc tout au plus qu'une hypérhémie ou une surexcitation sympathique de cet appareil, analogue à celle
que l'on observe dans tout mouvement fébrile; encore
ces phénomènes ne sont-ils pas constants. Maintenant,
dira-t-on, que c'est cette légère irritation qui t ue un
malade au troisième accès? Prétendra-t-on qu'il y a
dans toutes les affections de ce genre, lésion phlegmasique du tube digestif persistant dans l'intervalle des
accès, et nécessitant préalablement à toute médication spéciale l'emploi des anti-phlogistiques? J'en
appelle à tous les praticiens qui ont eu des occasions

(1) Loin de partager cette opinion, l'école italienne, et Tommasini en particulier, regardent comme une des lois les plus
constantes et les plus positives de l'inflammation la *continuité* et
la *nécessité* de sa marche. Pour juger, au reste, combien l'opinion du public médical s'est modifiée à cet égard, il suffit d'ouvrir la dernière édition des *Eléments de pathologie* de M. Roche,
où l'on voit ce pathologiste distingué ranger les fièvres intermittentes à la suite des maladies avec altération du sang, parmi
les affections miasmatiques.

fréquentes de traiter des fièvres intermittentes (1).

2° *Typhus.* — Les développements dans lesquels je suis entré à propos des fièvres essentielles et de la fièvre typhoïde en particulier, me dispensent d'aborder encore cette discussion au sujet des typhus, auxquels on peut appliquer *à fortiori* les diverses considérations qui établissent la séparation de la fièvre typhoïde et de la gastro-entérite. On sait que pour le fondateur de la médecine physiologique, toute cette grande famille des typhus consistait simplement dans une gastro-entérite avec empoisonnement miasmatique. (*Examen,* etc.) La présence des miasmes dans l'économie ne lui paraissait fournir d'ailleurs aucune indication particulière, le traitement des fièvres produites par les foyers d'infection étant celui de l'inflammation en général, et de la gastro-entérite en particulier, quelle que soit la cause à laquelle celle-ci doive naissance. (*Ibid.,* et *la pathol.*)

(1) En ce qui me concerne, je déclare ne rencontrer que comme de rares exceptions les phlegmasies gastro-intestinales chez les nombreux malades atteints de ces fièvres, qui passent sous mes yeux, dans un service nosocomial très-nombreux. Les signes d'embarras gastriques qui se montrent plus souvent sont la conséquence assez ordinaire de tout mouvement fébrile, surtout au printemps et à l'automne, et présentent rarement une indication spéciale. Ils disparaissent avec la fièvre sous l'influence de la médication spécifique. Aussi, neuf fois au moins sur dix, je débute d'emblée par le fébrifuge, sans recourir préalablement ni aux anti-phlogistiques, ni aux évacuants. Je ne conteste pas, d'ailleurs, l'efficacité des évacuants, et surtout de l'émétique dans quelques cas. Je me demande même à ce sujet comment Broussais a pu prétendre »:t Que la phlegmasie gastrique s'opposait à ce que l'on commençât le traitement par le quinquina, *même dans les cas les plus pressants....* » (*Phlegm. chron.,* t. 2.) Et comment on se trouverait de ces délais dans les fièvres pernicieuses, par exemple.

A la vérité , Broussais avoue, en plusieurs endroits de ses ouvrages, que « lorsque l'inflammation n'est pas » attaquée à son début , les évacuations sanguines » peuvent être dangereuses, parce que le poison gazeux » putride *affaiblit* la puissance vitale et la chimie vi- » vante à tel point que les forces ne peuvent plus être » réparées. » Mais cela n'empêche pas d'affirmer que tout le danger venant de l'inflammation , il n'y a pas d'autre traitement à employer que celui de l'inflamma- tion. — Inutile de faire remarquer combien est puérile l'idée de faire arriver les miasmes avec la salive dans l'estomac, sans tenir compte de leur absorption tout autrement importante par la surface pulmonaire. Notons aussi l'impossibilité où se trouvait l'école physiologique d'expliquer les diverses formes des typhus par la même inflammation à des degrés divers, et le danger de ces pyrexies par la gravité de la gastro-entérite , comme si le miasme producteur de la fièvre jaune , est le même qui produit la peste ou le typhus *nostras !* Comme si une gastro-entérite simple dont on meurt, n'est pas une affection plus grave qu'une gastro-entérite typheuse dont on guérit !

Pyrexies avec manifestation anatomique vers la peau. — Si la gastro-entérite ne joue pas le rôle que l'école physiologique lui attribue dans les fièvres continues avec détermination vers le tube digestif , que dire du rôle que le chef de cette école prétendait faire jouer à cette phlegmasie dans les fièvres exanthématiques (1) ?

(1) Il est difficile de se figurer aujourd'hui comment Brous- sais put aller jusqu'à dire : « Que les inflammations rubéoleuses, » varioleuses, scarlatineuses de la peau ne peuvent être que les

Je ne pourrais que répéter ici ce que je disais au sujet
des fièvres intermittentes, et à l'occasion de la spécialité
morbide en général. Comment une doctrine qui niait
la spécificité dans la pathologie, eût-elle pu raisonner
juste sur les affections dans laquelle cette spécificité
éclate avec le plus d'évidence? Comme pour les miasmes
producteurs du typhus, Broussais supposait que ceux
qui développent les fièvres exanthématiques, introduits
par la salive dans l'estomac, y vont susciter une
inflammation. — J'ai déjà fait remarquer précédemment
combien cette explication est insuffisante, et la nécessité d'admettre une altération du sang, par suite de
l'absorption de ces agents gazeux par les voies pulmonaires, ou même par la peau (inoculation), altération
bien prouvée par le trouble de toutes les fonctions, par
la généralité des symptômes, par l'analyse chimique.
— En admettant même l'existence d'une gastro-entérite antérieure à l'éruption, avait-on par là tout expliqué? Comment une inflammation que vous dites si
violente, peut-elle être si fugace? D'où vient que vous
ne pouvez l'empêcher, ou l'*enlever*, comme vous faites
de toutes les autres? D'où vient qu'elle ne se reproduit
plus dans tout le cours de la maladie (au moins dans
les éruptions discrètes), malgré l'excitation de la peau,
qui devrait retentir sympathiquement sur la muqueuse
digestive? Comment ne voir dans la fièvre secondaire
de la variole qu'une « récrudescence de la gastro-enté-

» sympathies de la gastro-entérite, de l'angine et de la bron-
» chite, par lesquelles ces maladies ont débuté..... Qu'elles
» seules en font le danger..... » Cependant, il avait lui-même
critiqué justement Pinel de n'avoir vu dans ces affections
qu'une *phlegmasie locale* de la peau.

» rite, produite par l'érysipèle cutané, et qui peut être
» prévenue par les moyens qui arrêtent les progrès de
» cet érysipèle ? » et méconnaître l'affinité de cet état,
résultat évident d'une résorption purulente, avec les
affections typhoïdes ? D'où vient enfin que tous ces
phénomènes se succèdent dans un ordre inévitable et
nécessaire, quel que soit le traitement employé ? Et
l'on prétendra expliquer tout cela par les simples lois
de l'inflammation commune et de la révulsion? par un
degré de plus ou de moins dans la gastro-entérite ? par
un simple déplacement de l'irritation intérieure à l'extérieur ? et l'on niera l'analogie de ces phénomènes avec
les phénomènes critiques ?... Chose bien remarquable,
ici, comme dans les pyrexies dites essentielles, on
trouve l'abaissement de la fibrine dans le sang. On ne
peut donc méconnaître, mais à d'autres titres que la
doctrine physiologique, une étroite analogie entre ces
états morbides, qui offrent tous deux une manifestation
caractéristique, l'un vers le tégument interne, l'autre
vers le tégument externe, les premiers n'étant pas
exempts cependant des symptômes gastro-intestinaux,
les seconds de phénomènes morbides vers la peau (pa-
pules, taches lenticulaires, etc.).

Insister plus long-temps sur cette discussion serait
d'autant plus inutile, qu'on ne trouverait plus même
parmi les anciens défenseurs de la doctrine physiologique, de partisan absolu de ses dogmes (1). Je n'aban-
donnerai pas ce sujet, néanmoins, sans faire remarquer

(1) La rougeole, la scarlatine, la miliaire, etc., sont rangées
dans la dernière édition des *Eléments de pathologie* de M. Roche,
parmi les maladies miasmatiques avec altération du sang.

que Broussais fit chose utile en préconisant la supério-
rité de la méthode anthiphlogistique dans ces pyrexies,
notamment quand elles s'accompagnent de phlegmasies
avérées. Toutefois, les inconvénients de la méthode
échauffante avaient été généralement reconnus depuis
les belles observations de Sydenham.

*Pyrexies avec manifestation anatomique vers le système
fibreux* (1). — Conséquent à ses principes, le chef de
l'école physiologique voulut que la goutte, que l'arthritis
fussent ordinairement placées sous la dépendance d'une
gastrite ou d'une gastro-hépatite chronique : « L'irrita-
» tion de la gastro-entérite, dit-il, se communique aux
» articulations par voie de sympathie, sous la forme
» d'arthritis et de goutte ; mais ce n'est ordinairement
» que lorsque l'influence des vicissitudes atmosphéri-
» ques, ou quelque cause irritante extérieure y ont
» prédisposé les articulations.... La forme de phleg-
» masie articulaire qu'on appelle *goutte*, est souvent,
» mais non toujours, compliquée d'une gastro-entérite
» chronique.... L'irritation des phlegmasies articu-
» laires développe sympathiquement celle de l'estomac,
» et celle-ci devient parfois prédominante. » (*Examen*,
prop. 233-235-256.) — Déjà Cullen, Brown, Scuda-
more et bien d'autres avaient signalé la participation
sympathique du ventricule dans ces affections. Mais
ils la regardaient si peu comme de nature inflammatoire,
qu'ils la traitaient par les purgatifs, par les toniques,

(1) Quoique je place ici les pyrexies arthritiques à la suite
des fièvres essentielles, pour mieux suivre l'enchaînement des
principes émis par l'école physiologique, je suis loin d'admettre
une étroite analogie entre ces états morbides.

par le colchique , etc. De nos jours même, nous avons vu préconiser la quinine à haute dose dans le rhumatisme articulaire aigu. Le succès de ces remèdes dans un certain nombre de cas, prouve que le dérangement des voies digestives qui accompagne les pyrexies arthritiques est loin d'offrir toujours le caractère inflammatoire ; — ce que confirme d'ailleurs l'analyse des symptômes , qui ne permet guère d'y constater, au moins dans les cas les plus fréquents , qu'un embarras gastrique ou gastro-intestinal caractérisé par une supersécrétion des follicules, laquelle accompagne , comme nous l'avons déjà remarqué, presque tous les mouvements fébriles. — Quant à la nature ou à l'essence même de la goutte , c'est encore un mystère profond dans la science. Il est probable que le sang est modifié. MM. Masuyer, Copland, Lhéritier, y ont déjà trouvé de l'acide urique et de l'urée ; mais ce sujet appelle de nouvelles recherches.

En résumé, et pour caractériser l'état actuel de la science sur la pyrétologie , je dirai, en opposition avec les assertions de l'école physiologique, qu'il est des *pyrexies essentielles* (ce qui ne veut pas dire sans une altération quelconque des éléments de l'organisme), qui ne peuvent se rapporter à la lésion d'un organe en particulier , et qui se distinguent des autres états morbides , notamment des phlegmasies proprement dites (1) :

1° A la spécificité de leurs causes, qui agissent toutes par contagion ou par infection. 2° A la généralité des

(1) Je n'entends parler ici que des fièvres essentielles proprement dites, et des fièvres exanthématiques.

prodrômes et des symptômes ; au trouble de toutes les
fonctions, avec ou sans symptômes locaux prédominants. 3° A la possibilité de développer leurs symptômes les plus redoutables , tout en ne laissant après
elle que des lésions de peu d'importance, ou même,
dans quelques cas, en l'absence de ces lésions ; celles-ci
pouvant, d'ailleurs, ne paraître que consécutivement au
développement des symptômes , ce qui prouve que ces
symptômes n'en sont pas le résultat. 4° A l'altération
spéciale du sang (diminution absolue ou proportion-
nelle de la fibrine , fait inverse de celui qu'on observe
dans les phlegmasies).

De quelques maladies générales. — Je ne puis abandonner entièrement la pathologie sans dire quelque
chose de la manière dont l'école physiologique a envi-
sagé certaines maladies générales , qui occupent une
place fort importante dans nos connaissances, mais qui
cadrent si mal avec les principes que cette école a émis
dans la science que l'existence seule de ces affections
est la réfutation la plus complète qu'elle ait jamais pu
recevoir de l'observation.

Je dirai d'abord quelques mots des *virus* en général (1), et particulièrement du *virus syphilitique.*

(1) Pour éviter toute équivoque, je désigne ici sous le nom de
virus toute production morbide solide, liquide ou gazeuse, pos-
sédant la propriété de développer sur un sujet sain le mal auquel elle doit sa formation. Je fais donc rentrer dans les virus,
parce qu'ils en possèdent toutes les propriétés, les miasmes dits
virulents ; car qu'ils soient disséminés dans l'air, ou mêlés à des
liquides, ils ne perdent pas pour cela leur propriété caractéristique, savoir : cette identité en vertu de laquelle ces principes
peuvent se transporter d'un individu à un autre sans s'altérer.
Broussais lui-même emploie indifféremment les mots *miasmes*

Syphilis. — L'existence des virus a donné lieu à de singulières inconséquences de la part des médecins physiologistes. Il est tellement impossible d'expliquer autrement que par l'action d'un miasme virulent l'existence de quelques pyrexies avec manifestation vers la peau (rougeole, variole, scarlatine, etc.), que cette théorie a été adoptée par les systématiques mêmes qu'elle contrariait le plus. Mais lorsqu'il s'est agi d'étendre cette explication aux autres affections virulentes, telles que la syphilis, la rage, etc., on leur a opposé une fin de non-recevoir, sous le prétexte que les virus sont des êtres de raison, des espèces de *causes occultes*, et « qu'il faut se taire sur ce qui ne se trouve démontré » ni par nos sens, ni par la voie de l'induction. » (*Examen.*) Se taire, est, en effet, une manière commode de se débarrasser des faits qui gênent; par malheur, ce n'est pas les supprimer, c'est éterniser l'enfance de l'art à l'égard de choses qu'il importe extrêmement de connaître. D'ailleurs, quand on a créé l'inflammation des vaisseaux blancs, des exhalants, des sécréteurs, des dépurateurs, qu'à coup sûr personne n'a jamais vus, on pourrait se montrer moins exigent en fait de preuves. Mais laissons là cette contradiction, et voyons ce que vaut la dénégation de Broussais.

Il est très-vrai que nous ne saurions suivre des yeux du corps le virus syphilitique, par exemple, dans son passage à travers nos organes. Mais par quel sens avez-vous donc perçu les miasmes paludeux, morbilleux, varioleux, typheux, que vous admettez sans conteste ?

virulents ou *virus*, puisqu'il parle du virus producteur du typhus. (*Phlegm. chroniq.*, t. 2.)

13

L'induction nous manquera-t-elle plutôt dans un cas que dans l'autre ? Ne nous permettra-t-elle pas de suivre des yeux de l'esprit l'agent morbide en contact avec nos organes, et se reproduisant aussi par germination et par contagion ? Certes, entre un miasme et un virus proprement dit, ce n'est pas l'état transitoire de liqui-dité ou de gazéité qui peut établir une différence essen-tielle ; le pus d'un varioleux inocule la variole, comme les miasmes qui se dégagent de son corps. Solide même, il n'aurait pas perdu probablement ses propriétés con-tagieuses, car on peut se servir des croûtes vaccinales pour inoculer le cowpox. On aurait pu même, au sujet du virus vaccin, faire remarquer aux médecins physio-logistes que celui-là, du moins, l'ontologie ne l'a pas créé de toutes pièces. Or, faut-il rejeter les virus, en général, en n'accordant d'immunité qu'au vaccin ? Cela pourra paraître peu logique, et lorsqu'on ne discute plus que sur le nombre, on est bien près de s'entendre. — Mais laissons là ce terme de virus, s'il est mal sonnant pour certaines oreilles ; ce je ne sais quoi, cet X incon-nu, qui, mis en contact avec la peau, développe une affection locale ou éloignée identique dans sa forme an-térieure, dans son mode de développement, dans sa marche, dans sa propriété contagieuse, diffère à coup sûr des irritants ordinaires et des lois communes de sécrétion des surfaces phlogosées.

Broussais fit naguère à cette théorie une objection si étrange, qu'elle ne put naître dans un esprit aussi éminent que des profondes préoccupations d'un chef d'école habitué à faire plier tous les faits sous sa loi. L'admission des virus, dit-il, est nuisible : 1° en ce

qu'elle empêche de comprendre la théorie de l'irritation. 2° En ce qu'elle conduit aux spécifiques. (*Examen.*)
— Ne serait-on pas parfaitement fondé à retourner l'ar-
gument contre lui, et à dire: Votre doctrine est inadmis-
sible : 1° parce qu'elle est impuissante à expliquer des
faits constants. 2° Parce qu'elle mène à rejeter les spécifiques dans lesquels l'art trouve souvent ses ressources
les plus assurées. — L'école physiologique a souvent
aussi mis en avant les contradictions, l'obscurité qui
règnent dans les définitions données, dans les opinions
émises à ce sujet. Mais l'obscurité des circonstances
qui environnent un fait, ne prouve autre chose que
notre ignorance à l'égard de ce fait. Y a-t-il beaucoup
plus d'unité dans les théories de l'inflammation depuis
Boerhaave jusqu'à nos jours ? « En ne sortant pas du
» domaine des faits, disait-on dans l'école physiolo-
» gique, à propos de la syphilis, on reconnaît que les
» surfaces phlogosées exhalent dans certaines circon-
» stances une matière gazeuze ou liquide, susceptible
» d'irriter les organes d'un corps sain avec lequel on la
» met en contact; que souvent ce dernier, par suite de
» l'état morbide dans lequel il tombe alors, sécrète une
» matière analogue ; enfin, que dans beaucoup de cas,
» la maladie ne demeure pas locale, mais s'étend à un
» nombre plus ou moins considérable d'autres parties
» plus ou moins éloignées. »

Cette explication n'a qu'un défaut, c'est de ne rien
expliquer, ou du moins de laisser en dehors la non-
spontanéité des virus, fait général, sinon absolu, de
leur histoire. Il ne suffisait pas de montrer comment
d'une surface déjà phlogosée peut émaner un miasme

contagieux, lorsque déjà ce principe contagieux a manifesté sa présence dans toute l'économie. Il fallait faire voir *comment* ce principe y prend naissance ; par quelle cause, *pourquoi* ces surfaces se phlogosent ainsi sous l'influence d'une goutelette de virus insérée *loin delà* sous l'épiderme.

Dans ces considérations générales sur l'existence des virus, je n'ai pu faire entrer les faits qui l'étayent le mieux, c'est-à-dire, ceux qui se rattachent à chaque maladie virulente en particulier. C'est là surtout que les raisonnements des adversaires de la spécificité viennent échouer ; c'est là qu'on peut se défendre pied à pied contre la dichotomie pathologique. Ainsi, par exemple, en ce qui concerne la syphilis, que veut-on de plus pour constater sa spécificité que sa reproduction par l'inoculation ? Est-ce un simple irritant que cet agent qui va produire, loin du lieu de l'insertion, après une incubation plus ou moins longue, les accidents secondaires et tertiaires de cette affection ? Pourquoi cette affinité élective pour certains tissus ? pourquoi un ulcère aphtheux guérit-il de lui-même, tandis qu'un ulcère syphilitique s'élargit, se multiplie au lieu de disparaitre ? pourquoi une application de pommade mercurielle le guérit-elle, lorsqu'elle ne ferait qu'irriter un ulcère cancéreux ?

Un partisan très-distingué de la doctrine physiologique, M. Desruelles, qui a consacré un gros volume à la maladie vénérienne qu'il nie, y affirmait : que la syphilis est toujours une affection locale ; que les symptômes secondaires sont dus aux sympathies, ou à l'emploi du mercure ; que les anti-phlogistiques suffisent pour guérir cette maladie. Telle était aussi l'opinion soutenue par MM. Jourdan et Richond-des-Brus dans des ouvrages marqués d'ailleurs au coin du talent, et d'une érudition choisie. Je pense que ces confrères, tous trois hommes de savoir et d'expérience, sont revenus aujourd'hui, avec tous les bons esprits, à des doctrines moins exclusives. Des milliers d'expériences ont prouvé depuis lors, ou plutôt ont confirmé la doctrine un moment ébranlée de nos devanciers, savoir : que la syphilis est une affection spécifique, virulente, inoculable au début, multiforme et diffusible dans l'organisme dans certaines circonstances; transmissible même à l'enfant, non-seulement par le lait de sa nourrice, mais même par la circulation intrà-utérine (1). —

(1) Voir notamment le traité de M. Ricord. Je possède aussi, avec beaucoup d'autres praticiens, des faits à l'appui. — Broussais lui-même était devenu beaucoup moins tranchant dans les dernières années de sa carrière : « Doit-on reconnaître un virus, » disait-il, ou faut-il n'y voir qu'une irritation des solides ? » *Question non encore décidée.* Le seul fait que l'on puisse assu- » rer, c'est que les solides ne peuvent être modifiés sans que » les liquides le soient en même temps. » (*Cours de pathol.*, etc.) Dix ans auparavant, cette question n'en était pas une pour lui. — Quant au mercure, il continue de nier sa spécificité, et le double motif qu'il en donne paraîtra sans doute péremptoire : 1° « C'est, « dit-il, parce qu'il s'administre avec succès contre une foule de » maladies sans virus. » Singulière raison ! N'en est-il pas de même du quinquina, du soufre, etc. ? 2° Ensuite, c'est parce qu'il ne remédie pas *à tous* les symptômes vénériens. — Sans doute, s'il y a contre-indication ; mais hors de là, le mercure est un spécifique aussi sûr que tous les autres ; il n'échoue pas plus souvent qu'eux, ce qui ne veut pas dire qu'il réussit toujours. — Ajoutons, pour ne rien omettre, que la chimie n'a encore rien découvert quant à l'existence des virus, et que le rôle que jouent les animalcules dans certains écoulements virulents est encore mal déterminé.

Les préparations mercurielles sont employées aujour-
d'hui par ceux-là mêmes qui les avaient proscrites. Toutefois, il faut reconnaître que l'on doit aux travaux de
l'école physiologique un emploi plus rationnel et plus
prudent de cette médication dont on avait autrefois
singulièrement abusé.

Si je pouvais, sans alonger encore ce travail, déjà trop
étendu peut-être, parcourir le domaine entier de la pathologie, que de maladies ne pourrais-je pas citer (outre
les autres affections virulentes, rage, pustule maligne,
venins, etc.), qui se dérobaient complètement aux
efforts que le chef de la doctrine physiologique tenta
pour les ramener à son dualisme étroit ! Comment eût-
il expliqué d'une manière satisfaisante ces anémies, ces
chloroses, ces hydropisies consécutives à la spoliation
du sang par une mauvaise alimentation, par une assi-
milation, incomplète, par des hémorragies répétées (1) ?
comment eût-il ramené à sa loi unique la morve, le
farcin ; ces états particuliers du sang, décrits sous le
nom de *puogénies, diathèses, purulentes,* et dans lesquels
on voit des collections de pus se former dans tous les
organes sans aucun signe d'inflammation intérieure ;
et cette affection terrible dans laquelle Broussais lui-
même fut obligé de confesser le rôle fondamental du
sang, *le scorbut* (2) ?

(1) La diminution de l'albumine dans le sang paraît être la
cause de beaucoup d'hydropisies. C'est un fait constant au moins
dans la maladie de Bright. Il y a plus ; d'après les recherches de
MM. Andral et Gavarret, Marcet, le sérum du sang qui trans-
sude pour former les hydropisies n'offre pas une composition
normale.

(2) « Je crois, dit-il, dans son dernier ouvrage, que l'altéra-

Humorisme moderne. — Ceci nous mène à dire quelques mots du rôle de l'humorisme dans la science, de la position qu'avait prise vis-à-vis de lui la médecine contemporaine, et la médecine physiologique en particulier.

Dans les doctrines anciennes, les maladies se généralisaient tantôt par l'action dynamique ou vitale, tantôt par l'intermédiaire des liquides.

Le solidisme moderne ne voulut reconnaître que le premier mode d'action. Cette doctrine laissait donc en dehors toutes les modifications qui ont lieu dans les fluides de l'économie, tous les phénomènes qui résultent de l'absorption, de la présence de matières morbides au sein de l'organisme ; toutes ces réactions pathologiques qui constituaient pour les anciens le fond, l'essence même de l'état pathologique. Elle menait, comme nous l'avons su, à la négation de toute spécificité. — En effet, un vitalisme exagéré fit prévaloir l'idée d'une lutte constante entre l'économie animale et les modifications extérieures ; lutte d'où résultait pour elle le prétendu privilège de se défendre contre l'introduction de tout principe nuisible, et de l'empêcher. Et parce que les symptômes ne se manifestent que par les lésions du

---

» tion commence par la fibrine du sang, qui amène à *sa suite*
» les hémorrhagies, etc. » (*Cours de pathol.*) Je ne sais trop comment Broussais conciliait cette manière de voir avec plusieurs passages du même ouvrage, où il affirme qu'il est inutile de s'occuper des altérations du sang, vu, dit-il, qu'il n'y a à proprement parler maladie que par suite de la lésion des solides *qui leur est consécutive.* Il reconnaît, d'ailleurs, que dans le scorbut froid, on peut trouver les voies digestives dans un état d'intégrité complète. (*Ibid.*)

solide vivant, on en concluait qu'il était inutile de remonter plus haut dans l'histoire des maladies.

Nous avons dit précédemment, en parlant de l'étiologie des maladies, ce qu'il faut penser de cette manière
de voir, et de l'inutilité prétendue de s'occuper des
causes, sous prétexte que nous ne saurions les atteindre.
Nous avons prouvé qu'après avoir trop généralisé, la
science était tombée dans un excès opposé, *la localisation excessive*, comme si le siége était tout, comme si
c'était, par exemple, ce qu'il y a de plus important à
considérer dans la syphilis, dans la fièvre intermittente, etc. ; comme si, pour nous servir de l'expression du premier localisateur connu, Galien, la connaissance de l'organe malade est celle de la maladie (1) !

Aussi, malgré les efforts du solidisme et l'avantage
qu'il avait, à plusieurs égards, sur l'humorisme, par la
fixité de ses données, par la régularité, *la palpabilité* de
ses démonstrations et des manifestations organiques,
ce dernier reparaît sur la scène à toutes les époques de
l'art.

Toutefois, la faveur que les travaux de Haller et des
doctrines qui en étaient issues, avaient donné au solidisme, semblaient avoir banni définitivement l'humorisme
de la science, et tel était le discrédit dans lequel il était
tombé, que tout ce que Bichat put dire à l'appui, passa
pour ainsi dire inaperçu, resta comme non avenu. En
vain, ce grand physiologiste s'écriait-il : « *Qu'une théorie*
» *exclusive de solidisme ou d'humorisme est un contre-*
» *sens pathologique* » (*Anat. gén.*, t. 1) ; en vain affir-

(1) « Nàm morbi dignotio et curatio pendent ex intellectione
» *affectûs non partis affectæ (de locis affectis)* ».

mait-il que les fluides sont, dans une foule de cas, causes premières des maladies ; qu'ils en renferment essentiellement le principe (1) (*ibid.* p. 32), comme il n'étayait ses assertions d'aucune preuve expérimentale, d'aucune démonstration rigoureuse, les esprits les plus avancés, tout en reconnaissant que les fluides peuvent être malades, se croyaient dispensés de tenir compte de leurs altérations dans la pratique.

Il n'y avait pas de place dans la doctrine physiologique, nous venons de le voir, pour les maladies des liquides, aussi s'en occupa-t-on moins que jamais pendant son règne. Broussais ne pouvait, à la vérité, passer complètement sous silence certaines altérations du sang ; mais il se sauvait de cette contradiction, en prétendant

(1) Quelques passages de ce profond observateur relatifs aux altérations de liquides sont trop remarquables pour ne pas être rappelés ; on ne comprend pas comment Broussais put en tenir si peu de compte, tout en se disant le continuateur de Bichat : « Quoique les propriétés vitales résident spécialement dans les » solides, il ne faut pas regarder les fluides comme purement » inédites..... considérez l'influence lente et successive du ré- » gime dans les maladies chroniques, vous verrez qu'en santé » comme en maladie, les altérations des fluides sont fréquem- » ment *préexistantes* à celles des solides qui s'altèrent bientôt » après *consécutivement*. Il est évident que ce sont spécialement » les fluides destinés à la composition des organes qui portent » ainsi les principes morbifiques, ce sont eux qui en sont les » véhicules ; ils apportent la maladie. Au contraire, les fluides » destinés à la décomposition l'emportent plutôt, d'où les *crises*... » si ces fluides sont quelquefois le véhicule de la maladie, c'est » quand ils rentrent contre l'ordre naturel dans l'économie : » comme quand la bile passe dans la masse du sang, quand » l'urine est absorbée, etc..... que le sang soit augmenté, » comme dans la pléthore, ou altéré comme dans la fièvre pu- » tride, et le cœur se contracte contre l'ordre naturel. » (*Anat. génér.*, p. 30, 39, 34, 35.)

qu'une cause de maladie peut être dans les fluides,
sans que la maladie proprement dite y réside. Quoiqu'il
avouât, dans ses dernières années, que pour avoir une
idée complète de la nature d'une maladie, il faut connaitre l'influence de la cause sur le premier organe, ou
sur le premier fluide affecté, il ne jugeait nullement
nécessaire, néanmoins, de s'en occuper « les matières
» étrangères que le sang renferme étant éliminées par
» les dépurateurs naturels, ou par les organes sécré-
» teurs (*Cours de pathol.*). D'ailleurs, faire agir, dit-il
» dans un autre ouvrage, les modificateurs curatifs sur
» les fluides, indépendamment des solides, est une
» chimère qu'on ne peut étayer d'aucun fait. » (*Traité
de l'irritation et de la folie.*) C'est vrai, mais il est plus
facile de faire agir ces modificateurs sur les solides, sans
modifier les liquides?

Boisseau, forcé de s'en occuper dans sa *Nosographie
organique*, car l'attention publique commençait déjà à
se porter de ce côté, consacra un chapitre aux altérations
du sang, mais c'était à peu près pour les nier : « Faire
» entrer l'humorisme dans la pathologie, ce serait,
» disait-il, subordonner ce que l'on connait à peine, à
» ce que l'on sait de plus positif (t. 3). » — Cependant,
dès 1836, et plutôt peut-être, M. Roche admettait que
la phthisie pulmonaire s'accompagne d'une modification
du sang. (*Diction. de médec. et de chir. prat.*) Dans la
quatrième édition de ses *Eléments de pathologie* (1844),
il reconnait des altérations de ce fluide : 1° par empoisonnement miasmatique; 2° par empoisonnement virulent; 3° par vice de nutrition. Il traite même des altérations, de la lymphe, de la bile et du lait.

Enfin , par un retour inévitable , l'humorisme renaît
avec le caractère positif qu'on exige aujourd'hui dans
toute recherche scientifique. Si les travaux des ana-
lystes ne sont pas toujours complètement d'accord (ce
qui tient à l'imperfection de nos procédés, et ne prouve
rien contre les idées nouvelles), au moins ont-ils prouvé
que le fait seul de la maladie modifie , dans la plupart
des cas, la composition du sang ; que les fluides peuvent
être altérés primitivement ; que cette altération est le
point de départ de plusieurs affections spécifiques ; que
les altérations consécutives du sang peuvent elles-
mêmes déterminer des troubles morbides, dont il est
nécessaire de tenir compte dans le traitement ; qu'enfin,
il est des indications thérapeutiques que l'on peut déduire des altérations primitives des humeurs.

Il a fallu que la méthode expérimentale appelât la
chimie organique et la micrographie à son secours ,
qu'elle analysât les fluides de l'économie animale, qu'elle
pesât leurs éléments, qu'elle démontrât, la balance à la
main , la réalité de ces altérations , leur importance ,
leur constance dans certains états morbides, pour qu'on
les fît entrer enfin en ligne de compte dans la pathologie. — Complétant les études microscopiques, l'anatomie
pathologique des fluides vient expliquer ce que l'anatomie pathologique des solides n'avait pu révéler (1). On
comprend maintenant comment celle-ci est aussi sou-

(1) Les altérations du sang consistent moins, comme on le
croyait autrefois, dans le développement de principes nouveaux,
que dans les variations proportionnelles des principes qu'il renferme à l'état normal. Cependant, on y a trouvé l'urée, la bile,
le pus, etc.

vent muette, et l'on n'est plus fondé à citer aussi fréquemment qu'on le faisait autrefois, des maladies sans
lésions matérielles, ce qui pourrait bien ne prouver
autre chose que l'enfance de l'art, et une foule de questions. Sans doute, c'est se proposer une tâche immense
et pour long-temps inachevée, que de prétendre démontrer l'étiologie humorale de la plupart des maladies
spécifiques ; l'humorisme du 19ᵉ siècle n'a certes pas des
explications toutes prêtes pour tous les problèmes que
le solidisme absolu de l'école physiologique n'a pas
tranchés. Cependant, reconnaissons, en dépit des esprits
chagrins qui prétendent que la science rétrograde vers
le passé, qu'il y a là un grand progrès accompli. N'est-ce
pas, en effet, avoir fait un pas vers la vérité, que d'avoir
reconnu la source de ses erreurs ?

IV.

*Philosophie générale de la doctrine physiologique ; sa
méthode scientifique.* — Il ne me reste plus maintenant,
pour compléter ma tâche, qu'à jeter, après avoir épuisé
la partie analytique de mon sujet, un coup d'œil sur
son côté synthétique ; en d'autres termes, à demander
à la doctrine physiologique quelle a été sa philosophie
générale, quels liens la rattachèrent, dans quels rapports
elle se trouva avec l'esprit philosophique, dominant
parmi nous depuis un demi-siècle.

Héritier des Bordeu, des Chaussier, des Bichat, des
Pinel, imbu du vitalisme organique que ces grands
hommes avaient mis en faveur, Broussais n'avait pas,
en quelque sorte, le choix de la position qu'il pouvait

prendre comme chef d'école. Ce n'était ni le vitalisme abstrait de l'école de Montpellier, ni l'organisme pur que quelques anatomo-pathologistes voulaient mettre à la mode dans l'école de Paris, qui pouvaient le satisfaire. L'un était aussi antipathique aux tendances de son esprit et aux principes qu'il avait épuisés dans l'atmosphère matérialiste où il vivait, que l'autre était peu conforme à son génie généralisateur, trop à l'étroit dans la stérile contemplation de la mort.

Cette position mixte entre deux doctrines rivales semblait mettre Broussais à même de fonder un dogmatisme plus large et plus vrai. Mais l'esprit humain est comme un homme ivre, a dit un moraliste, le redresse-t-on d'un côté, il tombe de l'autre. — Ainsi, Broussais théoricien tomba dans l'ontologie contre laquelle il n'avait cessé de déclamer, et dont il avait signalé les dangers en expérimentateur habile. — Organicien, il poussa jusqu'à des conséquences extrêmes le principe de la localisation, tout en proclamant qu'il ne faut pas chercher dans les lésions cadavériques la raison d'être des maladies.

C'est sous ce double point de vue, et dans sa double affinité avec l'*anatomisme* et le *vitalisme* qui se partagent le monde médical dans les vingt-cinq premières années de ce siècle, que je vais observer l'école physiologique.

Organicisme. — Les tendances phylosophiques du 18ᵉ siècle, n'avaient pas moins contribué que les travaux de l'illustre Morgagni, à mettre en faveur, au commencement de ce siècle, les recherches d'anatomie pathologique. La France, ai-je dit ailleurs (1), était sur-

(1) *De l'influence de l'anatomie pathologique sur les progrès de*

tout appelée à jouer le premier rôle dans la période qu
allait s'ouvrir. Remarquons, en effet, combien la tendance générale des esprits y favorisait les études anatomiques. Les doctrines sensualistes y étaient arrivées
par degrés à l'empire universel ; et de même que l'on
croyait pouvoir tirer toute morale du *traité des sensa-*
tions, on devait, *à fortiori*, penser que la science de
l'homme malade est tout entière dans les livres d'anatomie pathologique. Le sensualisme avait ses historiens,
ses politiques, ses moralistes, ses physiologistes ; comment n'aurait-il pas eu ses pathologistes ? Il imprégnait
tous les esprits, comment n'aurait-il pas obtenu faveur
chez des observateurs voués à l'étude de l'homme physique ? On s'exagère donc, sous l'influence de l'énivre-
ment que causaient les brillantes conquêtes de l'anatomie pathologique, la portée des services que l'on pouvait
attendre de cette science nouvelle. La vie sembla ne
plus avoir de secrets pour celui qui l'interrogeait jusque
dans la mort. De la comparaison des symptômes, avec
les lésions organiques, devait jaillir une certitude égale
à celle des sciences exactes. « Qu'est l'observation,
s'était écrié Bichat, si l'on ignore le siége du mal ? » et
à sa voix, de nombreux disciples, poursuivant ses travaux inachevés, avaient étudié avec ardeur le problème
de la localisation des maladies. Malheureusement,
quelques-uns, dépassant le but, demandèrent à l'investigation cadavérique plus qu'elle ne pouvait leur apprendre. Ils crurent avoir simplifié la science en la dégageant de toute considération étrangère aux données

la médecine depuis Morgagni jusqu'à nos jours (*in mém. de l'a-*
cad. roy, de médec., t. 7).

des sens et à la description des lésions que la maladie entraîne après elle, regardant comme vaine et sans résultat l'étude des causes ou des lois auxquelles ces lésions doivent leur naissance. La médecine était devenue l'histoire naturelle des transformations organiques ; on croyait voir et toucher la maladie, en touchant les désordres qu'elle laisse à sa suite. Ces tendances matérialistes comprimées par l'hippocratisme de Pinel, et par les traditions vitalistes qu'avait laissées Bichat, se réveillèrent avec force, lorsque l'expérience et la réflexion eurent démontré sur quels fondements vagues et hypothétiques reposait la physiologie des propriétés vitales, et plus tard la doctrine de l'irritation. On proclama plus que jamais la nécessité de se renfermer dans la description d'altérations dont cette irritation, simple particularité morbide, quand elle n'est pas une pure abstraction, n'expliquait nullement la spécialité, la cause première, et c'est dans la science même sur laquelle Broussais avait posé les bases de son système, que ses adversaires tournèrent des armes contre lui. — Mais aujourd'hui que l'opinion publique sait à quoi s'en tenir sur les exagérations de la doctrine physiologique, tout comme elle commence à faire justice de l'anatomisme pur de ses détracteurs, et à reconnaître que les recherches cadavériques n'expliquent pas l'ultime raison d'être des maladies, elle doit inscrire au nombre des services rendus à la science par l'illustre fondateur de la médecine physiologique, la lutte qu'il soutint dans la dernière période de sa carrière contre les envahissements de l'anatomie pathologique ; ses protestations éloquentes contre les pathologistes qui croient voir

toutes les maladies dans le cadavre, ne tiennent compte
ni de l'appréciation des causes, ni des réactions vitales,
ni de ces affections dans lesquelles le principe du mal
gouverne tellement les autres phénomènes que les lésions appréciables jusqu'ici à nos sens ne sont plus que
d'une considération secondaire. Loin de nous, disais-je
(*loc. cit.*), la pensée de vouloir reporter la médecine
dans le vague des causes occultes, ou de ces abstractions
pseudo-physiologiques qui tendraient à transporter la
métaphysique dans la physique, et à aller, en dépit de
toute logique, de l'inconnu au connu. Mais nous ne
saurions davantage pactiser avec ceux qui , perdant de
vue la dépendance où sont les phénomènes matériels
des phénomènes dynamiques, voudraient que la médecine fît halte dans l'anatomie pathologique..... Si , en
effet, la pathologie est d'origine dynamique comme la
vie , les lésions texturales appréciables à nos sens ,
n'offrent, à bien prendre, que des faits accomplis ; et il
n'y a pas plus de philosophie à personnifier la maladie
dans des altérations dont nous ne voyons que l'apparence la plus grossière, qu'à la personnifier, à l'exemple
de nos prédécesseurs , dans les symptômes ou dans
quelques abstractions réalisées (1). — Sans doute, il est

(1) « Aussi voyons-nous les meilleurs esprits de notre époque, M. Andral déclarer : « Que les maladies ne consistent point
» dans la lésion circonscrite d'un point quelconque de nos or-
» ganes; que dans la plupart des cas, et toujours quand le mou-
» vement pathologique se généralise, l'ensemble des organes
» s'affecte, d'où naît la fièvre; *fièvre symptômatique*, quand l'ef-
» fervescence fébrile dépend d'une lésion partielle et bornée ;
» *fièvre primitive* ou *essentielle*, quand la pyrexie précède les
» lésions de tissu ; d'où la nécessité de fonder le diagnostic non
» sur la détermination isolée des symptômes locaux qui rayon-

de la plus haute importance de déterminer *le siége* des
maladies, et les altérations qu'elles déterminent, et l'anatomie a sous ce rapport ouvert des horizons inconnus
jusque-là ; mais il ne faut pas, pour cela, négliger de
rechercher comment l'organe s'affecte , comment il
réagit, quelle force de résistance, quelles voies de solution il offre au mal; comment chaque partie lésée in-
téresse le système entier. Or, dans la mort plus de
rapports, partant plus de lois; car vous ne déduisez ces
lois que de l'association coordonnée des phénomènes.
Que la gravitation s'arrête un instant, a-t-on dit, et que
tous les pendules cessent un instant de se mouvoir, il
n'en résultera aucun dérangement dans les rouages.
Eh ! bien, il y a aussi dans l'économie animale des forces
impondérables dont il faut tenir compte dans les désordres auxquels ce mécanisme si compliqué est soumis. En un mot , si de la lésion des fonctions, on ne
peut remonter logiquement qu'à celle des instruments,
la lésion de ces instruments étant connue, il reste encore à découvrir celle du moteur. A ce prix seulement,
nous aurons une véritable pathogénie, une théorisation
complète des faits pathologiques.

On n'a jamais rien écrit de plus sage que le passage
suivant que j'emprunte à Broussais lui-même: « L'élève
» chargé de constater les altérations des organes et non
» de les prévenir, commence par s'exercer à prévoir les
» désordres qui vont apparaître à l'ouverture. L'anato-
» mie pathologique se place ainsi en premier ordre dans

» nent des points intéressés, mais en rassemblant les données
» recueillies dans l'observation de l'ensemble. » (*Cours de path.*
» *génér.* à la faculté, 1840.)

14

» son esprit. Autrefois, on étudiait les groupes de symp-
» tômes, et on allait ensuite les comparer avec l'état
» des organes, quand cela se pouvait. Aujourd'hui, on
» débute par remarquer les différences qui existent
» entre l'état normal et anormal, et l'on fait toutes
» sortes d'efforts pour soumettre les groupes des symp-
» tômes aux altérations matérielles, c'est-à-dire, pour
» trouver l'explication des symptômes dans ces altéra-
» tions. De là un mépris profond pour les phénomènes
» de vitalité considérés en eux-mêmes, ou pour la
» physiologie pathologique, et le défaut de notions
» exactes sur la manière dont l'aberration de ces mêmes
» phénomènes arrive définitivement à la production
» des altérations organiques. » (*Examen*, 4ᵐᵉ édit.,
t. 4.) (1).

Par malheur, celui qui écrivait les sages paroles que
je viens de transcrire, ne voulait reconnaître qu'un
mode de vitalité morbide. D'ailleurs, il lui allait moins
bien qu'à personne, de pousser au décri d'une science
à laquelle il avait tout asservi naguère, en proclamant
que la lésion locale est tout, doctrine adoptée par ses
disciples, et consacrée dans le sein de son école. Je
ferai remarquer aussi, qu'en niant les altérations des
liquides, comme causes ou complications des maladies,

(1) Je déclare toutefois me séparer de Broussais, lorsqu'il jette
à tout propos à ses adversaires l'accusation de *fatalisme*, parce
qu'ils ont avancé que les maladies suivent un certain cours, et
qu'en partant de la succession des phénomènes qu'elles offrent,
de leur relation entre eux, on peut prévoir l'issue de la maladie,
diriger les efforts de la nature vers telle ou telle solution, etc.
Comme si l'organisme malade ne doit pas être soumis, ainsi que
l'organisme sain, à certaines lois que la mission du pathologiste
est, avant tout, de constater?.....

ou tout au moins en négligeant de s'en occuper, Broussais ne vit l'anatomie pathologique que sous une face
incomplète.

Ontologie. — Broussais comptait comme un de ses
titres de gloire la découverte de l'ontologie et la victoire
qu'il avait remportée sur elle. Quelle est donc la valeur
de cette découverte, et jusqu'à quel point la postérité
ratifiera-t-elle cette prétention? Faut-il donner gain
de cause au chef de la doctrine physiologique, ou doit-
on, au contraire, approuver ses adversaires, lorsqu'ils
lui reprochent d'avoir substitué à la force vitale active
et intelligente, une force aveugle et passive, l'irritabilité,
qui, disent-ils, montrent l'organe souffrant, mais non
réagissant contre l'action des modificateurs : lorsqu'ils
le blâment de chercher un siége à la maladie, laquelle
étant *un acte*, suppose un instrument plutôt qu'*un
siége* ; idée qui ne doit s'appliquer, suivant eux, qu'aux
lésions de tissu qu'elle produit, c'est-à-dire, aux formes
de la maladie et non à sa nature?....

Mais d'abord qu'est-ce que l'*ontologie?* Dans l'acception nouvelle où Broussais a pris ce mot, c'est la
réalisation substantielle d'entités factices, d'êtres de
pure raison ; c'est la transformation de certains signes
extérieurs pouvant appartenir à des états très-opposés,
de certaines vues de l'esprit en puissances malfaisantes
qu'on décorait d'un nom, et qu'on s'occupait ensuite
de combattre, au lieu de fixer son attention sur la condition visible et matérielle des organes. Ainsi, l'idée
abstraite de fièvre essentielle, c'est-à-dire, d'un groupe
de symptômes réalisé : ainsi l'idée de *nature médicatrice,*
de *matière morbifique,* de *faiblesse essentielle,* voilà des

idées ontologiques. Tel est, suivant l'auteur de l'*Examen*, le véritable état de la science depuis Hippocrate jusqu'à Pinel inclusivement (1).

Broussais avait raison en un certain sens, sauf les exagérations inévitables dans un réformateur, et l'on ne peut nier qu'en portant la méthode expérimentale dans l'histoire des fièvres, par exemple, il n'ait forcé ses adversaires à mettre plus de rigueur dans leurs déductions; à abandonner une foule de définitions, de classifications imaginaires sur la malignité, la putridité, l'ataxie, la matière morbifique, etc.; idées qui avaient cours depuis des siècles, sans offrir jamais une acception bien précise. Mais un reproche qu'a mérité le chef de la doctrine physiologique, c'est de n'avoir pas posé d'une manière assez nette, la ligne de démarcation qui sépare une induction légitime d'une hypothèse hasardée ou fausse, une idée ontologique d'une généralisation logique, des abstractions vagues d'une théorie nettement formulée. Il n'est pas, dans les écrits de ses adversaires, d'abstraction si fondée qu'elle soit, que dis-je? il n'est pas une de ces expressions métaphoriques dont il est lui-même si prodigue, qui ne lui fournisse texte à une accusation d'*ontologisme;* accusation qu'il lance d'une manière si banale, pour ainsi dire, si peu digne d'un esprit sérieux, qu'on ne sait plus ce qu'on doit en penser, et qu'il n'est pas, à ce compte, une page de ses écrits qui ne fournisse matière à de sem-

(1) C'est ce qui lui faisait dire, avec cette modestie propre aux chefs d'école: « Que la médecine n'était pas une science avant » la doctrine physiologique. » (*Tr. de l'irrit. et de la folie,* 2ᵉ édit., t. ɪ, p. 54.)

blables récriminations (1). Si l'on est ontologiste, parce que l'on suppose autre chose que ce qui tombe sous les sens, il n'est pas de physiciens, de chimistes, qui ne soient coupables au même chef, lorsqu'ils parlent d'affinités, d'attractions, etc. — L'*ontophobie*, dont est possédé le chef de l'école physiologique est telle, qu'elle lui fait perdre entièrement de vue l'*unité vivante*, cette idée première, dit M. Gouraud, qui a éclairé l'observation des Hippocrate, des Sthal, des Boerhaave, et qui fait du corps de l'homme un cercle d'actions organiques dont toutes les parties et tous les phénomènes sont enchaînés les uns aux autres.

Mais laissons de telles exagérations. La science n'a pas trop de toutes les forces réunies de l'esprit humain, pour sonder les nombreux problèmes qui lui restent à découvrir. Il y a, dans l'étude de l'homme malade, deux classes de faits qui doivent marcher parallèlement : les uns sont les faits dynamiques, les autres les faits

(1) C'est ainsi qu'il faisait dire aux hippocratistes que la nature est un *être* caché derrière nos organes pour combattre un autre *être* appelé *maladie*. C'est, a-t-on remarqué avec raison, comme si l'on trouvait Newton fort ridicule pour avoir supposé qu'un être appelé *force centrale*, caché au sein de la terre, combat un autre être appelé *force centrifuge*, et maintient ainsi notre planète dans son orbite. — Relativement à l'essentialité des fièvres, était-elle comprise au moins par les bons esprits, comme a voulu le faire admettre Broussais ? C'étaient pour la plupart des maladies générales, *totius substantiæ*, suivant l'expression de Stoll. Or, dire que leur siége est partout, est-ce dire qu'il n'est nulle part ? que c'est un être abstrait, existant par lui-même, indépendamment de l'état des tissus ? Ne voyons-nous pas le nosologiste Sauvages (1771) déclarer qu'à bien prendre « toutes les fièvres sont symptômatiques, et qu'il » n'y en a aucune essentielle ? » (T. 1, p. 368, de la trad. française.)

purement matériels, ou les états divers de la matière organique. Sacrifier les uns aux autres, serait mutiler la science, qui ne peut résulter que de l'observation de leurs rapports mutuels. — De même, il y a deux méthodes : la méthode expérimentale et la méthode spéculative ou logique. Que la méthode expérimentale garde le rang qui lui appartient. C'est à elle que sont dus les plus beaux progrès accomplis par la science. — Qu'est-il resté, en effet, des théories qui se sont succédées depuis Thémison jusqu'à Brown, dont beaucoup de médecins ignorent aujourd'hui jusqu'au nom ? — Toutefois, en prenant pour point de départ les faits, n'oublions pas les rapports qui les lient. N'abandonnons pas la sphère des considérations générales, des principes scientifiques, pour faire halte dans les degrés inférieurs de la science, dans une expérimentation étroite, dans une observation terre à terre, et sans conclusions possibles.

Ce n'est que de ce point de vue élevé que l'on peut apercevoir, au milieu de la variété des opinions, l'accord nécessaire des principes qui leur sont communs : que l'on peut reconnaître que la méthode expérimentale répond, comme la méthode dogmatique, à quelque besoin de la science : que chacune a eu sa raison d'être, chacune son utilité. — Ainsi, supprimez l'organicisme, vous anéantissez le goût des recherches anatomiques, ce zèle passionné qui nous fait faire des conquêtes jusque sur la mort ; vous ôtez, en outre, à l'ontologie médicale le contre-poids qui la retient sur la pente glissante des hypothèses. — Détruisez le vitalisme, et vous dépouillez la science de ce qu'elle a de plus élevé ; vous ouvrez la porte à tous les abus de l'anatomisme qui verra bientôt toute la science dans un cadavre.

Une théorie générale n'est plus possible, au moins de long-temps. Qui est disposé de nos jours à recevoir le mot d'ordre d'un chef d'école ? Quel système pourrait subsister au milieu de la marche rapide des sciences et du mouvement qui emporte les travailleurs vers un progrès indéfini ? — Il y a d'ailleurs deux choses qui nous rassureront toujours contre les dangers que peut avoir à notre époque toute doctrine exclusive : 1° la *pratique,* qui est là pour nous montrer ce qu'elle pourrait avoir de faux ou d'exagéré. 2° *Le doute philosophique* dont tous les esprits sont aujourd'hui saturés, et qui, soufflant sur toutes ces conjectures, sur ces hypothèses qu'on nous donne pour des réalités, force tôt ou tard les dogmatiques trop aventureux à rentrer dans les limites du vrai. L'esprit d'indépendance et de libre examen a même imprimé un tel cachet d'individualisme aux esprits, que l'écueil de l'époque serait plutôt dans ce morcellement des opinions, dans cet éparpillement des idées, dans cette absence de tendances communes et d'idées mères, qui pourrait, en se prolongeant, frapper la science de stérilité, et la conduire à l'anarchie.

Quant à nous, s'il nous était permis d'apporter ici le faible poids de notre opinion personnelle, nous avouerions préférer des *théories partielles* à ces théories générales, qui, parmi tous les faits, ne tenant compte que d'un seul, ne voient, comme l'a dit un médecin philosophe, la science que de profil, semblent ne l'éclairer un instant que pour rendre après elles la nuit plus profonde (1). Préférant une science incomplète à une

(1) Par *théories partielles*, j'entends des synthèses qui em-

science fausse, ayant sans cesse présent à l'esprit cette pensée du grand Bacon : *l'erreur est l'impatience du doute*, nous pensons que la médecine doit , pour long-temps encore, renoncer à la poursuite de cette unité idéale à laquelle se rallieraient les éléments complexes de l'art. Son histoire est là, en effet, comme un phare lumineux pour nous signaler les écueils contre lesquels se sont brisés tant de grands esprits en voulant formuler avant le temps ces lois primordiales de l'organisme dont la connaissance serait le dernier mot de la science. — Aux dogmatiques du passé, comme à ceux de l'avenir, nous opposerons un critérium : c'est l'*observation ;* une méthode, c'est l'*éclectisme.* —Nous ne rejetons pas un principe auquel on a donné trop d'extension , mais nous voulons qu'on le limite. Nous ne donnons pas pour base à la pathologie un élément unique, comme l'inflammation, mais nous demandons qu'on l'étudie avec les médecins physiologistes dans une foule de ma-ladies. En un mot, avançant avec la science, et nous dé-pouillant à mesure qu'elle avance des opinions qui ne sont plus à la hauteur du progrès accompli, nous cher-chons à mettre à profit, sans distinction de drapeau ni d'école, les découvertes que chacun apporte à la science.

Tel est notre symbole , notre foi scientifique ; telle est la méthode philosophique que nous avons appliquée à l'étude de la question qui nous était proposée; celle que vingt ans d'expérience et de méditations dans le silence du cabinet et au chevet des malades, nous auto-risent à regarder comme la plus sûre, au moins dans l'application.

brassent le plus de rapports possibles dans les faits , sans pré-tendre les absorber tous en un seul.

COROLLAIRES.

Il est peut-être nécessaire de donner
dans des excès, pour attraper le point
juste du vrai.   (BORDEU.)

Arrivé au terme d'une longue et laborieuse analyse,
si nous soumettons à une appréciation générale la valeur
des faits que l'école physiologique a mis en lumière, et
des réformes qu'elle a introduites dans la pratique, nous
reconnaîtrons bientôt que c'est moins dans l'exposition
de ces faits que dans leur systématisation qu'elle a fait
fausse route; que c'est moins par ses idées générales que
par les vérités de détail qu'on lui doit, qu'elle a bien
mérité de la science. Je suis, d'ailleurs, revenu si fréquemment sur toutes ces questions, que je ne pourrais,
sans me répéter, les aborder encore ici. Parcourant,
en effet, le cercle presqu'entier de cette dernière
science, en n'attachant particulièrement aux affections
sur lesquelles les médecins physiologistes ont concentré
leurs recherches, j'ai signalé, en même temps que les
services rendus, les exagérations dans lesquelles on est
souvent tombé en appliquant cette chimérique unité,
l'irritation, à des états morbides si divers. Cependant, il
me reste une dernière réflexion à présenter : la doctrine

physiologique n'a-t-elle pas exagéré l'importance du
rôle que joue dans l'organisme l'estomac, en en faisant
le point de départ et l'aboutissant, le centre commun de
tous les phénomènes physiologiques et pathologiques ?
« Dans un système où la localité était tout, le mode de
» réaction organique rien, c'était, sans doute, dit
» M. Gouraud, une heureuse découverte, que celle d'un
» organe qui offre aussi souvent, pendant la vie, des
» signes de souffrance, après la mort, des signes de lé-
» sion. On conçoit l'ardeur avec laquelle Broussais dut
» étudier cette membrane si riche en sympathies, en
» contact avec tant de modificateurs différents ; pour-
» suivre ses moindres altérations organiques.... » Mais
placée en dehors de ces préoccupations, la génération
actuelle s'est demandée si cette suprématie est bien démontrée ; si dans le conscensus qui lie l'un à l'autre
chacun de nos organes, l'estomac n'est pas plus souvent
subordonné aux centres nerveux, circulatoires et respi-
ratoires, que ceux-ci ne le sont au tube digestif ? Si les
impulsions auxquelles il obéit, ne sont pas plus puis-
santes que celles qu'il imprime ; s'il ne faut pas, en un
mot, chercher hors de l'estomac, dans l'état du système
nerveux, de la circulation, de l'hématose, la cause d'un
grand nombre de symptômes gastriques ? Parce qu'au
plus léger accès de fièvre, on voit l'appétit disparaître,
la langue blanchir, des nausées survenir, la chimifica-
tion se suspendre, s'ensuit-il que le point de départ de
tous ces phénomènes soit une gastrite ? N'en est-il pas
de même dans les affections traumatiques, dans celles
qui atteignent le cerveau, la matrice, etc. ? On conçoit fort bien l'existence de nombreuses connexions

fonctionnelles ou sympathiques dans un but de conservation et de prévoyance, qui se manifeste souvent, dit
M. Dalmas, dans les opérations de la nature. Si la digestion devient impossible dans la plupart des maladies,
c'est qu'il importe, comme le fait observer ce pathologiste, de ne point accroître par l'alimentation l'excitation
qui va se développer. Mais en conclure la suprématie de
l'estomac, c'est se laisser aller à des exagérations, qu'on
est, tout au moins, dans l'impossibilité de prouver....

L'influence de la médecine physiologique a été
grande ; elle se fait sentir encore aujourd'hui dans la
pratique. C'est qu'il est difficile de se dépouiller complètement des opinions qu'on s'est assimilées dans l'âge
de la virilité scientifique ; et pourtant, une condition
inséparable de tout progrès, n'est-elle pas de savoir
oublier ?

Toutefois, à l'exception de quelques praticiens attar-
dés, et dont l'obstination peu philosophique constitue
un véritable anachronisme à l'époque où nous vivons,
on comprend généralement qu'il faut, comme on l'a dit,
remonter plus haut que Broussais, pour trouver les
bases de la médecine, et que la science doit reprendre
son cours éternellement progressif. On fait, avec impartialité, la part des hypothèses, généralement inad-
missibles aujourd'hui, et celle des faits acquis à la
science. J'ai cherché à séparer les unes des autres ; et
si je n'ai pas failli à la tâche que je m'étais imposée, nous
possédons maintenant les éléments d'une appréciation
générale de l'école physiologique.—Mais pour ne laisser
en dehors aucune des parties du programme qui nous
est proposé, je formulerai une dernière fois, en quel-

ques mots, les propositions qui ressortent de l'examen auquel je me suis livré.

1° L'école physiologique a fait chose grande et utile en cimentant l'alliance de l'anatomie et de la physiologie; en rattachant la science de l'organisme sain à celle de l'organisme malade. — Mais elle a fait fausse route, en enseignant que la maladie n'est, dans l'immense majorité des cas, que l'exaltation des phénomènes vitaux; ce qui revient à dire que la maladie est l'exagération de la santé; que nos affections morbides n'ont que des différences de degré; qu'il n'y a point de spécificité dans la pathologie.

2° L'école physiologique a rendu un service éminent à la science, en fixant fortement l'attention des médecins sur l'inflammation, qui, si elle ne constitue pas, comme elle le prétendait, l'essence de toutes ou de presque toutes les maladies, leur ouvre le plus souvent la porte, et semble comme une forme commune à la plupart d'entre elles. Elle a rattaché avec bonheur les phlegmasies chroniques aux phlegmasies aigues. — Mais en absorbant tous les faits pathologiques dans un fait unique, en y voyant l'élément fondamental de la presque totalité des états morbides, en regardant toutes les altérations organiques comme des transformations de cet acte pathologique, sans nous montrer quel est l'*agent transformateur*, elle a fait violence à l'observation; elle a élevé l'édifice médical sur une base trop étroite pour le supporter.

3° La médecine physiologique a éclairé la pathologie d'un jour nouveau, par ses curieuses études sur les sympathies morbides; elle a perfectionné le diagnostic, et rendu le traitement plus sûr, en ramenant une foule de maladies aigues aux organes qui en sont le siége. —Mais elle a commis une grande faute en méconnaissant l'origine constitutionnelle de beaucoup de lésions locales ; en rapportant aux sympathies les symptômes produits par les affections générales qu'elle a méconnues ; en perdant de vue, dans sa localisation excessive, l'unité vitale et les réactions générales qui naissent de tout mouvement pathologique qui se prolonge, des atteintes portées au principe même de la vie, ou de l'altération des fluides de l'économie.

4° Elle a démontré que la faiblesse générale, poursuivie par Brown avec les toniques, n'est souvent que l'effet de l'inflammation, qui concentre sur l'organe phlogosé toutes les forces de l'organisme ; qu'il faut, en conséquence, attaquer hardiment l'excitation locale, sans trop se préoccuper de l'adynamie, qui n'est qu'apparente. — Mais elle n'a que peu ou pas tenu compte de la faiblesse qui est, dans certains cas, le résultat *direct* de la cause morbide (affections typheuses, etc.), et sans rapport avec l'étendue ou l'intensité de la phlegmasie locale.

5° Elle a ramené puissamment l'attention sur les inflammations de l'appareil digestif, dont elle a, la première, donné une histoire détaillée ; elle a fait voir que le tube digestif, et en particulier l'estomac, sont malades dans des cas où l'on ne soupçonnait pas leurs maladies. — Mais elle est souvent tombée dans l'exagération, en ramenant à ses phlegmasies un grand nombre de maladies qui doivent en rester distinctes, notamment les pyrexies essentielles.

6° Enfin, elle a signalé les abus de l'expectantisme
et des stimulants prodigués naguère sans égard à la
sensibilité des organes; institué sur ses véritables
bases, le traitement antiphlogistique, et enrichi la
pratique générale de beaucoup de préceptes utiles en
pratique, de beaucoup de vérités de détail qui sub-
sistent et lui survivront (1).— Mais en dressant devant

(1) La société de médecine de Caen a, par l'organe de sa com-
mission, fait aux auteurs des différents mémoires présentés à
son jugement un reproche que, pour ma part, je ne saurais accepter, de quelque poids que soit pour moi l'opinion de mes
sages et savants confrères, et en particulier celle de l'habile et
bienveillant rapporteur. On nous a blâmé de ne pas avoir *réuni
les vérités de détail disséminées dans les ouvrages du réformateur* (probablement aussi dans ceux de ses disciples), en les dégageant des erreurs de la doctrine dont nous étions appelés à
écrire l'histoire. D'abord, je pense, sauf meilleur avis, que l'histoire d'une doctrine doit surtout avoir en vue la valeur des méthodes et des principes qu'elle a voulu faire prévaloir, des vérités générales qu'elle a formulées, et dont il est toujours facile
de déduire les applications particulières qui en ont été faites, et
qui y sont implicitement contenues. Entrer plus avant dans le
détail n'est pas tant du domaine de la littérature médicale que
de celui de la pratique. Or, tout ce qu'il y a d'utile, de bon sous
ce rapport dans les ouvrages de B. est acquis à la science, a
passé dans l'application, et cette révision posthume, cette sorte
d'édition *expurgée* de la doctrine, m'eût semblé peu philosophique au point de vue de la science, inutile en médecine pratique.
— En second lieu, je rappellerai que d'un bout à l'autre de mon
livre, j'ai été constamment préoccupé de faire la part des vérités proclamées par l'école physiologique et des erreurs consacrées un moment par elle, de telle sorte qu'après avoir parcouru
le cercle entier de la pathologie générale et spéciale dans tous
les points mis en discussion par B., j'ai cru qu'il ne me restait
plus qu'à présenter les corollaires qui ressortaient naturellement de l'analyse critique à laquelle je m'étais livré. — Enfin,
en ce qui concerne les détails de pratique dans lesquels je pouvais entrer, j'engage mes honorables confrères à relire, entr'au-

nous le fantôme sans cesse menaçant de la gastrite, en niant la spécificité médicamenteuse, comme elle avait nié la spécificité morbide ; en prétendant que toute médication se réduit à une excitation identique plus ou moins forte, elle a dépassé le but, et conduit à l'emploi à peu près exclusif des antiphlogistiques, à la proscription presque absolue des autres médications.

Ne dirait-on pas vraiment que Broussais prit à tâche de justifier cette pensée de Bordeu, que nous inscrivions tout-à-l'heure en tête de ces réflexions finales ? « Il est » peut-être nécessaire de donner dans des excès, pour attrapper le point juste du vrai..... »

Quoiqu'il en soit, les exagérations systématiques dans lesquelles est tombé ce grand observateur, ne doivent pas nous faire oublier qu'il est un des hommes qui, soit directement, par ses propres recherches, soit indirectement, par la polémique qu'ont soulevée ses doctrines, ont donné la plus forte impulsion à la science (1). La médecine physiologique a fait son temps, mais son empreinte restera au siècle. Une foule de vérités importantes, d'observations précieuses, d'aperçus ingénieux dus à son illustre auteur et à plusieurs de ses élèves, sont là pour la sauver de l'oubli. N'imitons donc pas ces esprits légers auxquels il semble que les erreurs détruites par Broussais n'aient jamais existé, parce que

tres chapitres, celui que j'ai consacré à la *thérapeutique* de la doctrine physiologique, page 148.

(1) On peut compter aussi au nombre des services rendus par la doctrine physiologique les habitudes de tempérance qu'elle a introduites dans l'*hygiène ;* le traitement plus rationnel des inflammations qui compliquent les grandes opérations, et celui des affections dites *chirurgicales,* en général.

depuis lui la médecine a marché, et ne refusons pas à
des hommes qui ont autant mérité de la science et de
l'humanité le juste tribut de notre reconnaissance.

APPENDICE.

BROUSSAIS

CONSIDÉRÉ COMME PHILOSOPHE.

Broussais n'avait pu passer sous silence dans sa physiologie les rapports du physique au moral : car, au point de vue où il s'était placé tout d'abord pour envisager cette question, elle ressortait exclusivement de la science de l'organisation : « à la médecine seule appartient, dit-il, le pouvoir et le droit de donner des lois à la métaphysique. » (*Tr. de l'irrit. et de la folie.*)

En effet, le chef de la nouvelle école avait, dès le principe, professé les doctrines sensualistes poussées à leurs dernières conséquences, c'est-à-dire, qu'à ses yeux l'homme physique étant tout l'homme, la psychologie relève nécessairement de la physiologie, et s'y trouve renfermée tout entière. S'annonçant dans ses premiers ouvrages comme le continuateur de Cabanis, Broussais s'efforce de prouver que c'est en vertu de ses nerfs seulement que l'homme est sensible ; que la pensée est un phénomène cérébral, et que c'est dans nos viscères que se forment nos instincts et nos passions. En un mot, nos organes ne sont pas seulement les ins-

15

truments de nos facultés intellectuelles et morales, mais ces facultés sont en quelque sorte la résultante de l'organisation, une propriété passagère de la molécule vivante.

Or, comme la contractilité ou l'irritabilité de la fibre est la loi unique et fondamentale à laquelle se ramènent, suivant l'école de l'irritation, tous les phénomènes physiologiques, cette loi doit suffire à expliquer les faits psychologiques, dans lesquels on ne peut voir non plus qu'un mode particulier d'irritabilité ou d'excitation nerveuse. — Il n'y a d'autre différence entre ces phénomènes que celle qu'y apportent les variations observées dans le développement de l'encéphale et dans le degré d'excitation. — A zéro d'excitation, il y a délire ou folie. — Entre ces points extrêmes s'échelonne l'intelligence à ses divers degrés, depuis l'instinct jusqu'au génie. — Quant à la liberté morale, Broussais la nie résolument. Il ne voit dans la volonté dominante que l'accomplissement fatal d'une excitation plus forte que les autres.

Sans vouloir ranimer ici un débat épuisé, ni rentrer dans la discussion d'un problème à la solution duquel tous les arguments qu'on pouvait faire valoir de part et d'autre ont été apportés, je me bornerai à remarquer combien il sera toujours difficile d'admettre : qu'un instrument matériel produise seul, et sans le concours d'une force supérieure, des phénomènes immatériels ; — que l'homme moral, s'il n'est autre chose qu'un cerveau pensant, conserve son identité à travers le renouvellement successif des molécules de cet organe ;— que de l'action isolée, et jusqu'à un certain point indépendante des différentes parties de l'encéphale, puisse résulter cette action d'ensemble d'où naît le sentiment si clair de notre unité psychologique, de notre personnalité, de notre moi.

Il nous est impossible enfin d'oublier que cette même école, condamnant toute recherche métaphysique, rejette les idées absolues de la raison : comme si l'expérience sensible peut donner les idées de loi, de cause, d'unité, de temps, d'espace, sur lesquelles reposent les sciences ! Comme si l'induction que Broussais adopte pour base inattaquable de certitude, a d'autre valeur que le principe métaphysique sous-entendu sur lequel elle repose, c'est-à-dire, notre croyance irrésistible en la stabilité des lois de l'Univers !

Il faut avouer d'ailleurs, que c'est se montrer peu familier avec l'histoire des sciences et de la civilisation que de nous représenter les métaphysiciens comme des rêveurs étrangers au monde, et à ce qui se passe autour d'eux ; comme des hypocondriaques atteints d'hallucinations ou de névropathies. (*Tr. de l'irrit.*, t. 2, p. 24.) La philosophie n'a donc été pour rien dans les révolutions des empires, dans l'amélioration des mœurs, dans les progrès de la raison et des connaissances humaines ? L'école matérialiste a-t-elle donc beaucoup de naturalistes à opposer à Aristote, de mathématiciens, à Pascal, à Leibnitz ? A-t-elle beaucoup de physiciens comme Descartes, de politiques comme Platon ? Faut-il admettre que ces grands génies, l'éternel honneur de l'esprit humain, n'ont décrit que leurs rêves, qu'ils n'ont vécu que de chimères ? qu'il n'y a rien de plus fondé dans ces irrésistibles élans, dans ces hautes aspirations de la pensée vers le beau, le vrai, le bien ?.... Mais c'est là le plus grand mépris que l'on puisse faire de la pensée humaine et de ses droits, et les ennemis des lumières ne diraient pas autre chose !

Jusqu'ici, nous n'avons vu dans Broussais que le continuateur de Cabanis, le partisan des doctrines sensualistes absolues, le chef d'une école qui veut établir son unité systématique dans le domaine de la pensée, comme il l'a imposée à la pathologie. — C'est là, en effet, la seule chose qui appartienne en propre à notre illustre confrère dans les idées que je viens d'exposer, et, il faut le dire, ce n'est pas celle qui prête le moins à la critique. — Nonobstant son caractère de simplicité et d'apparente rigueur, la théorie de l'excitation nerveuse n'est, en effet, physiologiquement parlant, qu'une insoutenable hypothèse, qui n'a plus aujourd'hui aucun partisan parmi les esprits sévères, lors [même qu'il ne s'agit que d'actes purement organiques ; qu'est-ce donc lorsqu'il est question des phénomènes de la pensée ? lorsqu'allant, non plus du même au même, mais de la métaphysique à la physique, il s'agit de faire comprendre qu'une idée *est* une irritation de la substance nerveuse, et qu'elle ne diffère d'une autre que par un mode différent d'irritabilité ! — Mais je ne pourrais, sans me répéter, revenir sur ce que j'ai dit dans l'examen critique de la doctrine. Il a suffi, on le sait, d'en appeler à l'anatomie pour prouver que la prétendue contractilité de la fibre nerveuse n'existe dans aucune partie du système nerveux.

Aussi le chef de l'école physiologique avait-il senti la

nécessité d'abriter le dogme vieilli de l'irritation sous le patronage d'idées plus nouvelles. Il avait fort bien compris, d'un autre côté, que la génération sérieuse qui s'élevait dans nos écoles, ne pouvait s'en tenir au matérialisme usé des d'Holbach ou des Lamétrie, ni même aux aperçus ingénieux de Cabanis. Il s'efforça donc d'aller plus loin que ses devanciers dans la voie où il s'était engagé, et il crut trouver dans les données récentes de la phrénologie, à laquelle il avait cependant été jusque-là peu favorable, le moyen d'imprimer à la psychologie physiologique un caractère plus expérimental. De ses idées premières, il ne conserva dans son *cours de phrénologie* et dans la seconde édition de son *traité de l'irritation* que sa théorie de l'excitation, et se séparant sous les autres rapports de l'école Condillacienne, il établit une distinction fondamentale entre les sentiments, les instincts et l'intelligence, qu'il localisa dans trois grandes régions du cerveau, à savoir : les sentiments dans la partie supérieure de ce viscère ; l'intelligence à sa région antérieure ou frontale, et les instincts à sa partie inférieure, postérieure et latérale. Toutefois en refusant aux autres viscères, contrairement à Cabanis, la faculté de produire les passions et les penchants, Broussais leur accorde encore le pouvoir de les exciter.

Je demanderai d'abord quel parti le chef de l'école physiologique pouvait tirer des données contradictoires, hypothétiques ou tout au moins très-contestables de la phrénologie dans l'état actuel de nos connaissances? Quelles sont, de nos jours encore, les lois découvertes, quelles sont les vérités acquises soit à la connaissance de l'homme moral, soit même à la physiologie du cerveau, et qui aient été mises hors de doute par les phrénologistes ? S'il est un principe qui doive survivre à leurs assertions, c'est assurément celui de la pluralité des organes cérébraux, en rapport avec celle des facultés ; or, ce principe avait été entrevu bien avant Gall (1), qui n'a guère fait pour sa part que décrire, classer ces organes, assigner leur siége et soutenir la possibilité d'assigner leur degré de développement à la seule inspection du crâne. — Mais c'est là précisément ce qui est en question, ou plutôt ce qui n'en est plus une pour les physiologistes les plus éminents de notre époque, pour les Muller, les Flourens, etc. — Il y a là, peut-être, une voie curieuse, de recherches à poursuivre ; je ne suis pas de ceux qui prétendent qu'on n'arrivera *jamais* par la phrénologie à des résultats satisfaisants, et qui n'empruntent pour réfuter d'honorables confrères que les armes du ridicule. La psychologie pourrait déjà faire son profit de quelques observations intéressantes sur les rapports de l'organisation avec le moral. — Il y a loin delà, je le sais, à la possibilité d'édifier un système général de connaissances ; ce ne sont guère que des matériaux en réserve pour l'avenir, ou peut-être même vaudrait-il mieux reprendre en sous-œuvre le travail de la localisation de nos facultés, prématurément formulé par Gall ; car ce n'est pas là une œuvre qui puisse s'improviser, ni sortir de la tête d'un seul homme. Il me semble aussi qu'avant d'entrer dans le détail des facultés et des organes spéciaux qu'on pré-

(1) Entr'autres par mon célèbre aïeul, **N.** Saucerotte, dans son *mémoire sur les contre-coups*. (Prix de l'acad. de chirurgie.)

tend leur être affectés, il faudrait avoir établi sur des faits nombreux et convaincants la distribution générale de nos facultés dans les grandes masses, ainsi que l'avait conçu Broussais, lorsqu'il assignait aux instincts, aux sentiments et à l'intelligence trois grandes régions distinctes dans l'encéphale. Jusque-là, il n'y aura pas plus à conclure en faveur de la phrénologie des observations incomplètes sur lesquelles elle repose, qu'il n'y a peut-être à arguer contre elle des faits contradictoires qu'on lui oppose.

Broussais d'ailleurs n'a guère fait qu'apporter à la phrénologie l'autorité de son nom, et que s'assimiler les idées qu'il voulait faire prévaloir en matière de psychologie physiologique. Il lui a fait même plus d'objections, il y a mis plus de restrictions, qu'il ne lui a fourni de démonstrations nouvelles. Il a enfin laissé subsister toutes ses difficultés : circonscription et classification arbitraire de nos facultés et des organes encéphaliques ; — subtilités et assertions hypothétiques dans les explications données pour rendre compte, au moyen des combinaisons de ces organes, des facultés qu'on n'a pu expliquer ou caser ; — impossibilité d'assigner un organe à la volonté, qu'on est obligé de nier, et de reconnaître une faculté régulatrice dans l'intelligence, qui se trouve ainsi livrée par suite des excitations partielles de chaque protubérance à la plus complète anarchie ; — impossibilité de tenir compte de l'intensité d'action, qui n'est pas toujours en raison directe de la masse (1) ; — incerti-

(1) « La phrénologie n'a pas assez concédé à l'activité. Moi, » je lui accorde bien davantage. Je crois que le cerveau se re- » mue, et que les fibres de cet organe s'agitent dix fois plus

tudes dans le rapport qui existe réellement entre la
configuration du crâne et la surface du cerveau dans
leurs moindres modifications, et tâtonnements inévitables dans l'exploration de la tête, dont les saillies sont
loin d'être toujours aussi visibles qu'on le prétend, d'où
les appréciations les plus arbitraires, et quelquefois les
plus contradictoires sur un même sujet.—Enfin, j'ajouterai *avec Broussais* l'impossibilité absolue d'observer
les parties du cerveau qui se trouvent partout ailleurs
qu'à la surface (*cours de phrénol.*, p. 110); si bien qu'à
lire certains passages de ses ouvrages, il semblerait que
l'auteur du cours de phrénologie eût moins pour but
d'imprimer de nouveaux progrès à cette science, qu'à
y puiser des armes contre la métaphysique en général,
et contre l'*éclectisme philosophique* en particulier, auquel
il conservait rancune à raison de la filiation de cette
doctrine avec l'*éclectisme médical* qui avait porté un si
rude coup à l'école physiologique.

A Dieu ne plaise, toutefois, que je fasse un reproche
à cet esprit distingué de ne pas avoir donné tête baissée dans tous les errements de la phrénologie ; mais
ce que je ne saurais lui passer aussi aisément, c'est le
dédain avec lequel il traite les recherches psychologiques, comme si préalablement à la science qui nous en-
seigne, ou qui a la prétention de nous enseigner la localisation de nos facultés morales, et de nous en donner
la topographie, il n'y avait pas une science, ou tout au
moins une méthode propre à les constater, à les ob-

» chez un individu extrêmement actif, ou en état d'irritation,
» que chez un autre qui se trouve dans des conditions tout-à-
» fait opposées. » (*Cours de phrénol.*, p. 115.)

server en elles-mêmes, lorsqu'elles s'exercent et se déploient, indépendamment de leur origine, de leur principe! Comme si toute classification phrénologique ne devait pas s'appuyer sur une psychologie bien faite, c'est-à-dire, sur une connaissance exacte des phénomènes qui se passent dans la substance pensante (quelque opinion l'on se forme d'ailleurs de sa nature); phénomènes qui ne se démontrent pas à la pointe d'un scalpel, mais à la lueur de la conscience ; de sorte qu'au point de départ, il ne peut y avoir qu'une manière d'observer, la conclusion seule différant en ceci : que les philosophes distinguent l'instrument de la cause qui s'en sert, et ne veulent pas voir dans le cerveau le principe de la pensée, tandis que les physiologistes ne voient aucune nécessité de remonter au-delà des organes matériels pour tout expliquer. — Aussi, les psychologistes ont-ils pu se passer pendant plus de deux mille ans de la phrénologie, tandis que celle-ci serait encore à naître si les Platon, les Aristote, les Descartes, les Leibnitz, les Kant, et une foule de métaphysiciens ou de moralistes qui ne savaient rien ou peu de chose du cerveau, ne nous avaient laissé d'admirables tableaux de nos facultés morales. De même que Gall aurait pu nous donner une bonne description du cerveau considéré dans ses rapports avec le développement de nos facultés intellectuelles, et ne connaître qu'imparfaitement les lois psychologiques.

Il faut donc bien le reconnaître, les phrénologistes ne peuvent guère différer des psychologistes, en ce qui concerne la description des phénomènes de la pensée, que par la nomenclature, par la classification, ou par l'importance que les premiers attribuent à certains penchants, à quelques sentiments qui rentrent pour les seconds dans des facultés plus générales, soumises à des lois iden-tiques. — A moins que dans l'impossibilité d'assigner un siége à certaines facultés générales, comme la volonté, ils trouvent plus commode de les supprimer. — Ainsi, que vous appeliez *approbativité* ce que Reid a très-bien décrit sous le nom de *désir d'estime*; *biophilie*, ce que tout le monde nomme *instinct de conservation*; que vous combiniez l'*affectionivité* avec l'*habitativité* pour en faire sortir l'amour du lieu natal, je vois bien ce que la langue y perdra, mais je ne comprends pas trop ce que la philosophie y gagnera (1). Il ne suffit pas, d'ailleurs, de mettre un mot à la place d'un autre mot, de substi-tuer les termes de *cranioscopie, phrénologie* ou *physio-logie cérébrale*, à ceux de métaphysique, de psycho-logie, etc., pour anéantir les faits compris sous ces dé-nominations; car ces faits n'existent pas seulement dans toutes les langues, ils se montrent aussi dans l'esprit humain. Il est même à remarquer, en ce qui concerne la classification de nos facultés, que l'avantage est tout entier aux psychologistes, qui n'ont jamais prétendu, comme leurs antagonistes, les circonscrire dans d'inva-riables et arbitraires limites, et n'ont attaché à ces divi-sions qu'une importance très-secondaire.

On aurait tort, je le répète, de conclure de cette discussion que je conteste à la phrénologie l'intérêt qui

(1) Il est curieux de voir Broussais reprocher aux psycholo-gistes en maints endroits de ses ouvrages, *de dépraver la langue.* Ainsi, voilà les Royer-Collard, les Jouffroy, les Cousin, etc., accusés d'altérer l'idiôme national, singulièrement enrichi, comme chacun sait, par les phrénologistes.

s'attachera à ses recherches, toutes les fois que ces re-
chérches seront faites dans un esprit vraiment philosophique. Mais j'ai voulu faire voir qu'en amoindrissant
la psychologie de toute l'importance qu'il donnait à la
physiologie du cerveau , Broussais était tombé dans
des exagérations insoutenables ; que la phrénologie ,
à quelques résultats qu'elle atteigne un jour, n'arrivera
jamais à supprimer ou à rendre inutile l'observation
psychologique et les études métaphysiques. Encore moins
peut-elle élever cette prétention aujourd'hui qu'elle n'a
tenu encore aucune de ses promesses , et lorsqu'il lui
siérait si bien, par conséquent, d'être plus modeste (1).

(1) Ayant eu uniquement pour but dans ce chapitre d'étudier
Broussais, non point en moraliste, mais en physiologiste, au
point de vue des rapports du physique au moral, j'ai dû m'en
tenir à ces généralités sur la philosophie du célèbre réformateur, et m'abstenir de faire ressortir les conséquences qui découlent de ses doctrines dans l'ordre moral et rationnel. De
plus habiles d'ailleurs, s'étaient déjà chargés de cette tâche ; et
puis enfin, l'analyse détaillée, et la discussion critique des assertions erronées, ou tout au moins très-contestables, dont les
deux ouvrages philosophiques de Broussais abondent , eussent
exigé des développements hors de toute proportion avec l'histoire de la doctrine.

CONSIDÉRATIONS

SUR

L'ENSEIGNEMENT HISTORIQUE

DE

LA MÉDECINE,

LES RAPPORTS QUI UNISSENT LES DESTINÉES DE CETTE SCIENCE
A CELLES DE LA PHILOSOPHIE, ET L'HIPPOCRATISME
MODERNE (1).

—————

Jamais les études historiques n'ont joui d'une faveur
plus marquée qu'à notre époque ; jamais la nécessité
d'une étude sérieuse de l'Histoire de la Médecine ne
s'est fait mieux sentir.

Aux théories exclusives qui ont long-temps trôné
despotiquement dans la science, a succédé le règne des
méthodes philosophiques, qui ont pour base une observation scrupuleuse, une induction sévère. On commence
généralement à le reconnaître : ce n'est qu'en démon-
trant la perpétuité des dogmes fondamentaux de la mé-

(1) Cette dissertation avait déjà paru en partie dans la *Revue
médicale* en 1846; j'y ai fait ici des changements et des additions.

decine à travers ses transformations diverses, qu'on imprimera à cette science un caractère de certitude et d'autorité que ne lui donneront jamais les systèmes qui passent. Rechercher ces principes fondamentaux, tel est le but le plus élevé que nous puissions nous proposer. Toute la philosophie médicale est là.

Laissons donc aux dogmatistes orgueilleux qui s'imaginent que la science est née avec eux, ce dédain inintelligent de la tradition. Sachons aussi nous tenir en garde contre ce faux esprit de progrès, qui, sous prétexte de marcher en avant, voudrait frapper de déchéance toutes les idées formulées la veille. L'état présent de la science ne se rattache-t-il pas à son passé? Est-ce trop de toutes les forces réunies de l'esprit humain, et des efforts de vingt siècles, pour sonder ces profonds mystères qui semblent reculer sans cesse devant nous? Est-ce que pour s'être perfectionnée, la science des Hippocrate, des Baglivi, des Sydenham est autre? Si notre siècle a fait des pas immenses dans l'étude de la nature morte, quels maîtres que les anciens dans l'art d'observer la nature vivante! Avouons donc qu'il y a bien de la légèreté, si ce n'est beaucoup de présomption, à se priver volontairement de tels auxiliaires. Quelle leçon plus éloquente, d'ailleurs, que le tableau des aberrations dans lesquelles une foule d'hommes supérieurs sont tombés, pour avoir méconnu la *vraie méthode*, c'est-à-dire, l'application des lois de notre intelligence à l'étude de l'homme sain et malade? Quelle étude plus propre à nous enseigner la tolérance scientifique et le dégagement des préjugés de sectes, à nous préserver des enthousiasmes irréfléchis et des préventions exagérées?

Mais pour atteindre le but élevé que nous lui assignons ici, l'historien de la médecine ne se bornera pas à ce froid travail d'érudition, qui consiste à enregistrer des faits et des dates, à dérouler des systèmes sans établir d'autres relations entre eux que celles des temps et des lieux. Il prendra les choses de plus haut. C'est aux lois mêmes de l'esprit humain, à ses facultés, aux procédés généraux de la méthode, qu'il demandera l'intelligence de ces grandes questions. Il faut que l'esprit philosophique portant la lumière dans le chaos des opinions diverses, découvre le lien qui les rattache, la manière dont elles s'engendrent l'une l'autre et s'harmonisent entre elles, la part de vérité qu'on peut en extraire.

Qu'on me permette, pour faire mieux comprendre ma pensée, de descendre de ces généralités à quelques développements sur la manière dont je conçois l'enseignement historique de la médecine. Je ferai voir ensuite par quels rapports intimes les destinées de cette science se rattachent à celles de la philosophie. Ce sera l'objet de deux paragraphes.

I.

Exposer les travaux théoriques ou pratiques entrepris dans le but de constituer l'art de guérir comme *science* et comme *art*, c'est faire L'HISTOIRE DE LA MÉDECINE.

L'histoire de la médecine se compose de *faits* et de *théories* — La tâche de l'historien consiste :

1° En ce qui concerne les *faits*, à montrer leur origine, leurs véritables caractères, leurs rapports, leurs conséquences.

2° En ce qui concerne les *théories*, à remonter à leur cause, ou à la loi de leur développement; à apprécier leur valeur absolue et relative en les comparant aux doctrines antérieures, contemporaines et postérieures ; à signaler l'influence qu'elles ont eue sur la marche de la science ; à faire connaître, en un mot, le mouvement d'où sont sorties les grandes écoles qui se sont succédées, ce qu'elles sont venues faire, comment elles l'ont fait, ce qu'elles ont laissé à faire.

Inutile de dire qu'à l'étude des textes, au soin de rassembler les propositions fondamentales qui résument la pensée d'un auteur, ou celle des hommes qui nous ont transmis le plus fidèlement ses doctrines, doivent se joindre des recherches d'*érudition*, de *philologie* et de *bibliographie* applicables à tout travail historique ; l'application des règles de *critique* relatives à l'authenticité des faits, des découvertes ; enfin la *biographie*, au point de vue de l'influence que chaque homme a eue sur la marche de la science ; — c'est ce que l'on peut appeler les *conditions internes* de l'histoire de la médecine — L'influence exercée par le climat, la civilisation, les institutions, les grands hommes et les grandes découvertes, par les sciences en général et par la philosophie en particulier, toutes causes qui en réagissant sur la médecine, tendent à lui imprimer différents caractères, à accélérer ou à retarder ses progrès : voilà ses *conditions externes* (1).

Posséder tous ces matériaux, ce n'est pas encore avoir une histoire de la médecine, il faut les coordonner,

(1) Voy. Tennemann, *Manuel de l'Histoire de la Philosophie*, trad. par M. Cousin.

les rattacher les uns aux autres, trouver l'ordre le plus convenable dans leur disposition.

Cet ordre est *logique* ou *chronologique*.

Le premier consiste à étudier les faits et les théories par ordre de matière en les ramenant aux différents aspects sous lesquels on peut les considérer, aux procédés fondamentaux qu'on peut appliquer à leur recherche. Il est plus particulièrement applicable à l'histoire particulière d'une école, d'une secte, d'un système.

Le second, le seul que l'on puisse appliquer à l'*Histoire générale de la Médecine*, ne doit pas être regardé comme arbitraire. Les dates ont un sens véritablement logique, a dit un penseur célèbre. Les faits et les théories ne se produisent pas au hasard, mais s'enchaînent dans une filiation nécessaire. Néanmoins, tout en rattachant la série des faits à la marche du temps, l'historien de la médecine ne doit pas s'enfermer dans l'étroit horizon d'une classification chronologique. Il faut qu'y rattachant avec art la méthode, et supprimant, quand il le faut, les faits intermédiaires, il sache renouer la pensée d'un siècle à celle d'un autre, tirer des différentes phases de la science les lois de son développement ultérieur (1).

Or, si nous recherchons à quels procédés généraux l'esprit humain peut avoir recours pour atteindre, en matière de science, la vérité dans les différents objets de ses recherches, nous verrons qu'il n'en est rigoureusement que deux : l'*empirisme* et le *rationalisme*. Le *mysticisme* n'est pas un procédé régulier ; il se met en dehors de la science en s'adressant à une autre faculté

(1) Id. *Loc. cit.*

qu'à la raison. Quant au *scepticisme*, c'est plutôt la négation de toute science qu'une méthode scientifique.
Enfin, si nous ne mentionnons pas l'*éclectisme*, c'est
qu'il n'invente rien, et qu'il n'est que le résultat de la
combinaison des autres méthodes.

Maintenant, si nous appliquons ces principes généraux à l'histoire de la médecine, nous les retrouvons
dans une conformité complète avec les procédés et avec
la marche de cette science. Vient d'abord l'*empirisme*,
qui veut qu'on s'en tienne à l'observation sensible, et
dont l'exagération mène au *scepticisme*.—Puis le *dogmatisme*, qui s'appuie sur le raisonnement, et dont l'abus
mène à l'*idéalisme médical*. — Quant au *mysticisme*, il
n'a pas de nom dans les sciences physiques, à moins
qu'on ne fasse entrer dans leur domaine la *magie*, la
théurgie, l'*extase*, etc.

La plus simple observation prouve que telle est la
marche la plus naturelle de l'esprit humain : qu'il ne
saurait en suivre une autre, sans s'écarter des lois qui
lui ont été tracées par le Créateur.

D'abord, l'homme sujet à la souffrance ne fait qu'o-
béir, en quelque sorte, à un mouvement instinctif,
lorsqu'il cherche autour de lui un moyen de se soulager.
Ce mouvement, vague dans son principe, et guidé par
le hasard, acquiert bientôt, d'expériences journellement
répétées, quelque chose de plus positif. — Voilà l'art de
guérir dans son origine. — Un *empirisme* grossier guide
nécessairement ses premiers pas ; ce n'est pas encore la
science.

Mais la perfectibilité humaine, et les besoins nés de
ses souffrances, ne permettent pas à l'homme d'en

rester à ces premiers tâtonnements. Le domaine des
connaissances expérimentales s'agrandissant de jour en
jour, et les faits devenant trop nombreux pour être
classés arbitrairement, on sent le besoin de les ramener
à quelques principes généraux ou lois, de les *théoriser*
en un mot ; c'est la naissance du *dogmatisme*. — Or, il
y a bien des manières d'interpréter les faits. Aussi les
efforts mis jusque-là en commun pour augmenter la
masse des connaissances acquises prennent des directions diverses ; d'où la variété des *systèmes*, qui tous
prétendent renfermer l'explication des faits, en donner
la loi, les ramener à l'*unité*. — Mais l'unité, ce serait le
dernier mot de la science, et l'on ne tarde pas à reconnaître que ces systèmes, sans être complètement faux
(car s'il en était ainsi, ils n'auraient aucune raison
d'être), n'ont soulevé qu'une partie du voile qui nous
cache les lois mystérieuses de la nature. D'où l'idée de
s'approprier ce qu'ils contiennent de vrai, en rejetant
ce qu'ils offrent de faux, c'est-à-dire, l'*éclectisme :* d'où
encore le retour à l'*empirisme* pour les *sceptiques*, plus
frappés des divergences et des erreurs des dogmatiques
que des vérités qu'ils ont pu mettre en évidence.

Ce n'est pas tout : en prenant rang parmi les diverses
branches des connaissances humaines, la médecine est
soumise à l'influence des considérations, soit générales,
soit particulières, qui impriment à l'esprit humain sa
marche, accélèrent ou retardent ses progrès. Elle l'est
surtout à la *philosophie* dominante, dont les destinées
réagissent sur elle de telle sorte qu'on n'aurait qu'une
idée bien étroite, et singulièrement incomplète de l'histoire médicale, si l'on ne s'était appliqué à rechercher

dans quels rapports cette histoire s'est trouvée à toutes les époques, avec la marche générale de l'esprit humain, et, en particulier, avec celle des écoles philosophiques qui en sont la plus haute expression.

Montrer dans quel parallélisme étroit se développent ces deux sciences, comment elles se pénètrent mutuellement, et réagissent l'une sur l'autre à toutes leurs phases, tel est le but que je me propose dans la seconde partie de cet essai.

II.

C'est une chose digne de remarque, que la médecine et la philosophie naissent à la même époque, au même jour, pour ainsi dire, dans cette Grèce, leur mère commune, l'une du génie d'HIPPOCRATE (460 av. J.-C.), l'autre de celui de SOCRATE (470 av. J.-C.). Un empirisme informe, de grossières superstitions, voilà l'art de guérir à son berceau. Les principaux moyens de guérison se trouvent dans les mains des prêtres. Les maladies sont le plus souvent regardées comme un effet de la colère des dieux. Cependant les recherches des premiers philosophes, en s'étendant au corps humain, donnent de sa nature et de ses dérangements une idée plus rationnelle. Elles font sortir la médecine des temples, et enlèvent à leurs ministres le monopole de l'art ; service signalé sans doute. Mais les théories de ces philosophes ne sont qu'une déduction plus ou moins logique de leurs explications universelles du monde ; et Hippocrate reconnaît bientôt la nécessité de détourner la médecine des spéculations hypothétiques de cette philosophie *cosmogonique*, pour l'asseoir sur sa véritable base, *l'observation* ; tout comme Socrate rejetant ces vaines recherches sur les principes des choses , et donnant pour point de départ à la philosophie l'observation de l'homme lui-même, la fait *anthropologique* de *cosmologique* qu'elle était. La vraie méthode est fondée, dans l'ordre abstrait , comme dans l'ordre sensible. De ces deux hommes datent les vrais commencements de la science qu'ils ont illustrée. Ne rejetant d'ailleurs que la fausse philosophie , et unissant le raisonnement aux faits, le vieillard de Cos a pu être regardé comme le père du *dogmatisme,* qui toutefois ne se formule en tant que système et ne reçoit son nom qu'après la naissance de la secte empirique.

Comme les disciples de Socrate , les successeurs d'Hippocrate ne sont pas toujours fidèles aux principes tracés par ce grand maître. Le mélange de ses doctrines avec celles des philosophes , notamment avec celles que Platon expose dans le *Timée ,* en altèrent l'esprit et la pureté. La doctrine des *quatre éléments,* des *quatre humeurs cardinales* et de leurs qualités fondamentales (le *froid,* le *chaud ,* le *sec ,* l'*humide*), doctrine dont on trouve déjà le germe dans Empédocle, disciple de Pythagore, passe de l'enseignement de l'académie dans les écrits des médecins, où elle se perpétuera de siècle en siècle, jusqu'à la chute du galénisme.

On voit à cette époque la philosophie se développer au double point de vue du *sensualisme* et du *rationalisme.* —Le sensualisme, issu de l'école *Ionienne* et du *Péripatétisme,* tend de plus en plus à ne reconnaître que ce qui est donné par l'*expérience* la plus limitée. — Le rationalisme Platonicien , prolongement de l'*école Italique,* est marqué de tendances contraires. N'accordant d'existence réelle qu'aux *idées absolues de la raison*, il satisfait au besoin qu'éprouve l'homme de sortir des phénomènes contingents pour s'élever à la raison dernière des choses.

Obéissant aux mêmes tendances, la médecine se développe de son côté dans une double direction correspondant à la double tendance de la philosophie : l'*empirisme* qui procède du sensualisme des philosophes, — et le *dogmatisme*, qui se rattache au rationalisme ; opposition qui va devenir de plus en plus tranchée dans les siècles suivants. Rappelons, en quelques mots, par quelles phases ils passent l'un et l'autre.

A l'ancien dogmatisme transmis par les successeurs d'Hippocrate, et qui avait continué de se modeler sur la physiologie de Platon et des autres sectes philosophiques, succède un dogmatisme nouveau, dû à l'impulsion que communiquent à la science Hérophile et Erasistrate, en fondant l'anatomie humaine ; d'où les premiers essais de *solidisme* et d'un dogmatisme plus rationnel, cherchant dans les organes eux-mêmes la cause des phénomènes qu'ils présentent. — Après Erasistrate, Asclépiade de Pruse (2ᵉ siècle) admet que toutes les causes actives des maladies sont dans les solides. Il emprunte à Démocrite et à Epicure le système des *atômes*, et l'appliquant à la pathologie, il prétend que du mouvement régulier ou irrégulier de ces atômes, de leurs proportions ou de leurs disproportions entre eux et avec les pores qu'ils tendent à traverser, résulte l'état de santé ou celui de maladie.

— Thémison (1ᵉʳ siècle), rejetant entièrement toute recherche sur les causes premières et sur l'essence des corps, admet dans nos organes l'existence de pores qui, trop relâchés ou trop resserrés, laissent passer les matières qu'ils devraient retenir, ou retiennent celles qu'ils devraient laisser passer : d'où le *strictum* et le *laxum*, auxquels on ajoute une troisième classe, le *mixtum*, pour les maladies qui, se montrant à la fois dans différents points de l'économie, participent à la fois de l'une et de l'autre classe. — En opposition avec la secte méthodique naît la secte *pneumatique* (1ᵉʳ siècle), laquelle, renouvelant les opinions d'Erasistrate sur le *pneuma*, et combinant cette théorie avec celle des *qualités élémentaires*, fait retomber la médecine dans le vague des causes premières et dans les subtilités des écoles philosophiques. Dans ce *pneuma* auquel toutes les fonctions de l'économie sont subordonnées, il est facile de reconnaître l'influence des théories stoïciennes, empruntées elles-même à Héraclite d'E-phèse. Cette doctrine a peu de durée ; mais elle laissera sa trace dans le galénisme.

Long-temps avant l'époque où nous sommes parvenus, des médecins, convaincus de l'inutilité des efforts du dogmatisme pour constituer une théorie de la science, et formés par les premiers sceptiques (*Pyrrho-niens*) à l'esprit de critique et d'analyse, avaient suivi les traces frayées par la philosophie empirique, et prétendu qu'on ne peut fonder la médecine que sur les seules données de l'expérience. Telle est l'origine de la *secte empirique*, qui, avant d'être constituée comme école, existait déjà comme méthode, et dont les premiers germes se trouvent peut-être dans l'opposition de l'école de *Cnide* à celle de *Cos*, malgré la prétention des empiriques de s'appuyer sur le nom d'Hippocrate.— Réaction modérée d'abord contre l'abus des théories (Archagatus et Sérapion, 3ᵉ siècle), et se prévalant de ce que les recherches des dogmatiques sur la nature intime des maladies n'avaient fait faire aucun progrès à la pratique, cette école dépassa bientôt, comme toutes les réactions, les limites du vrai, et finit, dans ses recherches sur les médicaments, par dégénérer en un empirisme tellement aveugle, qu'il va jusqu'à proscrire l'anatomie et la physiologie.— Cette secte, qui conserve néanmoins une assez grande prépondérance jusque vers le temps où paraît Galien, doit en partie sa faveur au sceptisme formulé par Sextus-Empiricus, médecin et philosophe, avec plus de rigueur qu'on en trouve chez ses devanciers.

A l'exception de quelques travaux écrits dans un excellent esprit (Celse, Arétée, Dioscoride), la médecine livrée aux sectes les plus diverses ou à un grossier empirisme, était menacée de l'anarchie la plus complète, lorsque paraît un homme auquel aboutissent, et dans lequel se résument tous les siècles précédents. Après avoir parcouru le cercle des opinions et des systèmes, l'esprit humain devait aboutir à l'*éclectisme*, qui tend à les concilier entre eux. L'éclectisme tend, en effet, à se constituer au sein de l'*école d'Alexandrie*, où il naît des efforts des premiers philosophes Alexandrins pour fondre les doctrines orientales avec Platon, et ce dernier avec Aristote. — Les mêmes tendances naissent en médecine des mêmes besoins. GALIEN, renouvelant la tentative d'éclectisme avortée entre les mains d'Agathinus de Sparte et d'Archigène d'Apamée, rapproche toutes les doctrines : Aristote et Platon, Hippocrate et Thémison, les humoristes et les solidistes ; et de ce syncrétisme, habilement coordonné, mais hérissé de subtilités dialectiques et de vues purement hypothétiques, résulte ce *Galénisme* qui régna sans opposition pendant 13 siècles. — Après Galien, on retrouve encore quelques tentatives de ce genre ; mais on compte plus de compilateurs (Oribase, Aëtius, etc.), que d'éclectiques proprement dits. Des anciennes doctrines, il reste peu de traces, si ce n'est dans Cœlius Aurelianus, resté fidèle au méthodisme.

Mais de l'éclectisme au *scepticisme* il n'y a qu'un pas, comme il n'y en a qu'un du scepticisme au *mysticisme ;* car le doute est un état contre nature pour l'homme, qui de désespoir se jette dans la foi (1). L'éclectisme Néoplatonicien est donc bientôt débordé. L'élément Grec s'absorbe dans l'élément Oriental, et la philosophie Alexandrine finit par tomber dans un mysticisme exagéré, qui l'entraîne par une pente irrésistible vers les extravagances de l'extase et de la théurgie, jusqu'à l'époque où elle finit par disparaître complètement dans les ténèbres de la barbarie. — La faveur qui s'attache au nom de Galien ne peut davantage préserver la médecine de l'influence funeste des doctrines mystiques d'Alexandrie, et des conséquences auxquelles elles aboutissaient. Du moment où l'on attribuait tout à des influences surnaturelles, à des communications extraor-

_____

(1) Ce mot est pris ici dans un sens purement philosophique.

dinaires avec des êtres supérieurs, il ne pouvait plus y
avoir de science ; les prétendues sciences occultes, la *magie*, la *cabale*, etc., en usurpent la place. — Avec Alexandre de Tralles et Paul d'Égine, meurt enfin la médecine
grecque (7ᵉ siècle), qui se débattait depuis près de cinq
siècles dans une pénible agonie.

Nous arrivons au MOYEN-AGE. — Tombée entre les
mains de moines ignorants (1), la médecine ne fut dans
les premiers temps de la scholastique, en Occident du
moins, qu'un empirisme grossier et superstitieux. Tout
le foyer de la science d'alors est chez les Arabes, lesquels ne sont eux-mêmes que des commentateurs et des
traducteurs peu fidèles d'Aristote et de Galien. — Là
se retrouve comme partout le règne absolu de l'*autorité*.
Au libre développement de la raison succède l'asser-
vissement de l'esprit humain à certaines formes dialectiques qu'on applique à la théologie, laquelle trône aux
lieu et place de la philosophie. — Lorsque des rapports
plus intimes commencent à s'établir entre l'Orient et
l'Occident, et que l'esprit humain s'efforce de sortir des
ténèbres de la barbarie, c'est Aristote qu'il prend pour
son instituteur. Telle est même la soumission aveugle

(1) Il est évident que par cette expression, contre laquelle
s'était élevé l'honorable directeur de la *Revue médicale*, nous
ne pouvions vouloir désigner des hommes tels qu'Albert-le-
Grand, St-Anselme, Gerbert, Hildebert, etc., ce qui serait
montrer soi-même une profonde ignorance de la philosophie
scholastique; mais nous la maintenons, parce qu'elle caractérise
les pratiques grossièrement superstitieuses qui composaient le
fond de la médecine de ce temps-là (laquelle n'était pas du tout
au niveau de la philosophie scholastique) l'exercice de cet art,
fort peu en honneur alors, était abandonné au bas clergé.
(Voir les historiens de la médecine.)

qu'inspirent les écrits de ce philosophe, qu'il n'est plus permis de penser que par lui, et que toute doctrine contraire est traitée à l'égal d'une hérésie. — En médecine on se borne à commenter et à extraire les Arabes, auxquels on devait les premières connaissances médicales. Ainsi se perpétuent, sous l'empire exclusif de l'autorité et de la philosophie scholastique, l'*Aristotélisme* et le *galéno-arabisme*. — Ce dernier, qui se prêtait merveilleusement aux subtilités dialectiques de cette époque, se mêle aux rêveries des *alchimistes* et des *astrologues*, aux discussions sur les *causes occultes*, et sur la puissance des *charmes* qui étaient dans l'esprit des temps.

Le 18ᵉ siècle seul pourra mettre complètement fin à cette domination intellectuelle. Toutefois le 16ᵉ et le 17ᵉ siècle sont témoins de la lutte de la scholastique contre la reproduction des anciens systèmes, notamment contre la philosophie Platonicienne qui excite le plus vif enthousiasme, et semble vouloir un moment succéder à l'aristotélisme. Toutes les doctrines anciennes sont exhumées et trouvent des interprètes. — De l'étude des Arabes qui n'avaient fait que copier la médecine Grecque en la défigurant à celles des sources mêmes, il n'y avait qu'un pas ; il fut franchi lorsque la connaissance de la langue Grecque fut devenue plus familière, et que l'imprimerie put répandre les chefs-d'œuvre de la médecine antique. — C'est le signal d'une révolution ou d'une ère nouvelle pour cette science, de même que la connaissance des principaux monuments de la philosophie antique avait été celui de l'affranchissement de la philosophie moderne. — L'esprit humain qui a secoué ses chaines, s'exerce d'abord dans toutes les directions. A l'imitation de l'antiquité se joint une hardiesse de pensées qui porte les philosophes vers les spéculations les plus exaltées du *Néoplatonisme* vers le *Gnosticisme* et la *Cabale*. On mêle à des systèmes sérieux des idées bizarres ou extravagantes sur les lois de la nature, empruntées aux pseudo-sciences en faveur. — De même en médecine, le mysticisme imprègne et fausse la plupart des travaux entrepris à cette époque dans l'une et dans l'autre science. L'*alchimie*, l'*astrologie*, la *cabale* infestent toutes les doctrines. Les promoteurs de ce mouvement philosophique sont en même temps ceux du mouvement médical : Cardan, Campanella, Raymond-Lulle, Arnauld-de-Villeneuve, Fludd, Paracelse, et Van-Helmont, dont le vitalisme mystique laissera son empreinte dans quelques doctrines du 17ᵉ siècle.

Toutefois le temps ajoute nécessairement à la somme des faits et des connaissances acquises ; l'essor nouveau de l'esprit humain se communique à toutes les branches de l'art de guérir. La chirurgie sort de son abaissement ; l'anatomie descriptive nait avec les travaux des grands anatomistes du 16ᵉ siècle ; les doctrines hippocratiques trouvent de savants interprètes ; enfin l'immortelle découverte de Harvey ouvre de nouvelles perspectives à la science.

Nous touchons aux temps modernes. L'esprit humain a reconquis son indépendance, et proclamé le principe du libre examen. La science est en possession de tous les grands monuments de l'antiquité, mais il lui manque une chose, *la méthode* ; — Bacon et Descartes la lui apportent.

Quoiqu'ils puissent à ce titre être regardés tous deux comme les véritables fondateurs de la philosophie moderne, l'influence du premier sur son siècle est bien moindre que celle du second. D'abord, parce que la méthode Baconienne n'est appliquée primitivement qu'aux sciences physiques, et qu'elle ne commence à être connue et appréciée que dans le 18e siècle ; — ensuite, parce que Descartes ne se contente pas de tracer une méthode, il en fait éclore tout un vaste système, qui exerce une telle influence sur les meilleurs esprits, que l'histoire de l'esprit humain au 17e siècle est tout entière dans celle du Cartésianisme, depuis Mallebranche et Spinosa jusqu'à Leibnitz, qui clôt la philosophie Cartésienne par une tentative de conciliation entre tous les systèmes.

On croirait, au premier abord, qu'à celui qui traça la méthode d'observation dans le monde physique devait appartenir nécessairement la plus grande part d'influence dans les sciences médicales. Il n'en est rien : Bacon, nous l'avons dit, fut presque ignoré du 17e siècle, et ce n'est que par l'entremise de la philosophie sensualiste, qui le prit pour son chef, que la science d'Hippocrate le connut. — D'ailleurs, la philosophie Cartésienne, vaste système qui embrassait tout, avait des explications toutes prêtes pour les phénomènes physiologiques. — Telle était même à cet égard la variété de ses aperçus, l'abondance de ses ressources, qu'étudiée sous différents aspects, elle donne lieu aux trois grands systèmes qui dominent la médecine au 17e et au

commencement du 18ᵉ siècle , savoir : le *système chémiatrique* de Sylvius, le système *iatro-mécanique* de
Borelli, l'*animisme* de Stahl , qui vient après les deux
autres. Quelques mots sur chacun de ces systèmes au
point de vue de leur origine.

De la *matière subtile* de Descartes et des *ferments* de
Van-Helmont, que l'auteur des *tourbillons* adoptait
pour expliquer les diverses fonctions du corps, sort le
système *chémiatrique*. — Déjà Hogeland, ami et partisan de Descartes, avait donné une explication des fonctions du corps humain par la chimie ; mais Sylvius en
fait le premier un système complet, lié dans toutes ses
parties. C'est dans les liquides que se passent tous les
phénomènes physiologiques et pathologiques qu'on explique par des fermentations , des distillations, des
effervescences. L'acrimonie acide ou alcaline de l'un
des fluides de l'économie animale produit toutes les maladies. Toute la thérapeutique consiste à neutraliser
l'une ou l'autre de ces propriétés quand elles sont en
excès. — Le système chémiatrique règne avec éclat, et
long-temps après qu'il a cessé d'être enseigné, il laisse
encore des traces dans les idées dominantes.

Le système *iatro-mécanique*, appliquant aux sciences
médicales cette partie du Cartésianisme qu'on a appelé
le *système mécanique* de Descartes, et suivant lequel les
animaux ne sont que des automates ou des machines
perfectionnées, prétend également expliquer les phénomènes de l'économie animale d'après les lois de la
mécanique. — Ce système , dont Borelli est le fondateur, a aussi de nombreux partisans, séduits par le caractère scientifique de ses données. Il avait été préparé

d'ailleurs par les progrès des sciences mathématiques et physiques, et par la découverte de la circulation (1619), assimilée d'abord aux phénomènes de l'hydraulique. — Les grandes découvertes de Newton avaient aussi fourni prétexte à de fausses applications du calcul à la médecine. — Plus tard, le mécanisme s'allie dans quelques écoles à la chémiatrie, qui sert à expliquer les phénomènes pour l'interprétation desquels la physique fait défaut.

Enfin, du spiritualisme Cartésien sort une doctrine *médico-psychologique* suivant laquelle l'organisme, affranchi des forces chimiques ou mécaniques auxquelles les systèmes précédents prétendaient l'asservir, est soumis à un principe ou à une force immatérielle, l'*âme*, personnification de la *nature médicatrice* d'Hippocrate. — Ce système plus large que les précédents, et qui appartient essentiellement au mouvement spiritualiste du 17e siècle, ne fait d'abord que peu de prosélytes ; mais il devient ensuite, en subissant quelques transformations, le point de départ des doctrines vitalistes de Montpellier.

A la même époque, Boerhaave associe aux théories mécaniques, base de son système, mais dont il ne fait pas cependant la règle des actions vitales, des théories chimiques fondées sur des altérations des humeurs. — Ce syncrétisme, qui se soutint long-temps par l'art avec lequel il était lié dans ses parties et par l'immense autorité dont jouit son auteur, pouvait satisfaire une époque où les sciences mathématiques, physiques et chimiques prenant un nouvel essor, avaient conquis une immense faveur ; mais l'avenir ne lui appartenait pas.

En opposition avec les théories mécaniques et chimiques qui régnaient dans les doctrines précédentes, s'élève le *vitalisme nouveau*, qui dégagé peu à peu des doctrines plus métaphysiques que physiologiques de l'animisme, et poursuivant l'étude du principe vital, non plus d'une manière abstraite, mais dans ses effets visibles, jetait les bases du *solidisme* moderne, direction dans laquelle il est facile de reconnaître l'influence du dogmatisme Leibnitzien, qui en douant la matière de forces propres, devait conduire à rechercher dans l'organisme même le principe de ses phénomènes. — Hoffmann rapporte toutes les fonctions du corps aux mouvements de la fibre vivante, et toutes les lésions de ces fonctions, ainsi que les altérations qui en dépendent, aux altérations de ce mouvement, qui, suivant qu'il est trop fort ou trop faible, constitue le *spasme* ou l'*atonie* : d'où, à quelques altérations humorales près, les différentes classes de maladies. — Ce *mécanico-dynamisme*, qui assimile les phénomènes physiques à ceux d'une machine d'un ordre supérieur, produit, en s'épurant, la théorie *nervoso-dynamique* de Cullen, d'où découlent les théories de l'*excitement* en faveur à la fin du 18e siècle, et au commencement du 19e : théories d'un ordre purement abstrait dans le *Brownisme*, mais combinées dans le *vitalisme organique* de Bordeu, de Bichat, dans la doctrine *physiologique*, et dans les doctrines *Italiennes*, avec la considération des tissus, et dont la doctrine des propriétés vitales est l'expression la plus avancée.

C'est qu'un élément nouveau s'était introduit dans la science.— A côté du mouvement purement idéaliste qui se rattache aux écoles *Italique*, *Éléatique*, *Plato-nicienne*, et qui prend la pensée pour objet principal de l'analyse philosophique, on voit se développer len-tement, et avec non moins d'éclat d'abord, le mouve-ment *sensualiste*, qui, prenant la nature extérieure pour point de départ, se rattache aux écoles *Ionienne*, *Ato-mistique*, *Péripatéticienne*. — Renouvelée par Bacon dans les temps modernes, cette doctrine passe par Hobbes et par Gassendi, pour aboutir à Locke et à Con-dillac, qui trônent dans le 18ᵉ siècle, puis au *maté-rialisme* qui en marque la fin. — Or, lorsque le *sensua-lisme* eut détrôné le *Cartésianisme*, il dut surtout obte-nir faveur chez des observateurs voués à l'étude de l'homme physique. De même, en effet, qu'on croyait pouvoir tirer toute morale du *traité des sensations*, on devait à *fortiori* penser que la science de l'homme ma-lade est tout entière dans les traités d'anatomie patho-logique; de là *l'organicisme moderne*, tellement empreint dans la doctrine de Broussais lui-même, que l'élément anatomique faillit y absorber l'élément *vital*.

Quant à la médecine Allemande, elle reste étran-gère, comme sa philosophie, au mouvement sensualiste qui marque la seconde moitié du 18ᵉ siècle, et le commencement du 19ᵉ en France. Tombant même dans un excès opposé, elle emprunte à la *philosophie de la nature* et à une métaphysique nébuleuse des systèmes plus ingénieux que solides, contre lesquels lutte d'ailleurs avec succès le bon sens de ses praticiens, restés, en grand nombre, fidèles à la véritable obser-vation.

D'un autre côté, une révolution nouvelle s'opérait

17

au 19ᵉ siècle dans l'esprit philosophique en France.—
La considération exclusive des phénomènes matériels
enfermait la science dans un cercle trop étroit pour
qu'elle ne cherchât pas à le franchir. Sans rejeter complètement le *sensualisme* auquel elle emprunte ses méthodes d'observation , sans se jeter non plus dans les
excès d'un idéalisme spéculatif sans applications, et qui
répugne à son bon sens pratique , l'école Française reconnaît la nécessité de fonder la science de l'esprit
humain sur l'étude impartiale de tous les faits, de tous
les systèmes ; d'où un vaste *éclectisme* qui tend de plus
en plus à se rattacher au grand mouvement Cartésien,
lequel marque d'un caractère si élevé le 17ᵉ siècle. —
Sous l'empire de cette réaction, nous voyons s'opérer
en médecine un revirement analogue , et l'éclectisme
préconisé par un grand nombre d'observateurs recommandables ; toutefois, ne l'oublions pas, l'éclectisme
n'est tout au plus qu'une méthode, ce n'est pas un
système. Aussi, s'il offre une utilité réelle dans la pratique, il favorise, par contre, le morcellement des opinions , l'éparpillement des idées, et cette absence de
vues communes d'où finissent par résulter le scepticisme et l'anarchie dans la science. La médecine ne
peut donc faire halte dans l'éclectisme. Si une théorie
générale ne peut se produire aujourd'hui , parce que
l'*unité*, le dernier mot de la science, nous échappe, du
moins est-il possible de donner, par des théories partielles et en prenant pour base l'observation, satisfaction au besoin légitime qu'a l'esprit humain de s'élever
des faits à la connaissance des lois sans lesquelles il n'y
a pas de science véritable.

Il est encore un point sur lequel nous devons nous expliquer.

L'observateur qui suit d'un œil curieux le mouvement philosophique de la science à notre époque, a dû se demander quel est le sens de ces mots : *Restauration de l'Hippocratisme ; retour aux doctrines Hippocratiques*, qu'il entend fréquemment répéter autour de lui. C'est à cette question que je vais m'efforcer de répondre.

L'histoire des sciences est tout entière dans celle de leur méthode ; car la méthode est la condition de tout progrès. Or, il n'y a, à bien prendre, que deux méthodes possibles : la méthode *expérimentale* ou *empirique*, et la méthode *dogmatique* ou *rationnelle*. La première recueille les phénomènes ; la seconde s'élève à la connaissance de leurs causes et de leurs lois. Réunis, ces deux procédés conduisent à des résultats complets ; au contraire, leur séparation a toujours été funeste à ses progrès. Que connaissons-nous, en effet, par la simple observation ? Des faits ; mais des faits en tel nombre qu'on voudra, ne constituent pas une science. Accablé sous la multiplicité infinie des choses, l'observateur empirique est réduit à voir sans expliquer, à constater sans comprendre. — De son côté, le dogmatique qui, oubliant qu'aucun procédé ne saurait tenir lieu de l'observation, croit pouvoir deviner la nature, imaginer ce qu'il s'agissait avant tout de constater, fait une tentative vaine, et s'égarera dans des hypothèses sans solidité ni fondement.

L'histoire est là pour donner à cette assertion le caractère d'une démonstration évidente. L'empirisme et le dogmatisme, tour-à-tour prédominant dans chaque école, sacrifiant, l'un, les faits aux théories, l'autre, les principes aux faits, ont produit cette foule d'essais aventureux ou de systèmes sans portée qui couvrent aujourd'hui de leurs débris le sol de la science. Au contraire, leur alliance trop rare a seule produit ce qu'il y a de solide et de durable dans les annales de l'art.—Hippocrate fut un de ces grands esprits auxquels la nécessité de cette union ne pouvait échapper. Arrachant la science aux spéculations d'une philosophie hypothétique, il fonda la vraie méthode en médecine, comme Socrate l'avait, à peu près à la même époque, fondée dans l'ordre abstrait, et c'est là son plus beau titre à la reconnaissance de la postérité.

Par un heureux privilège qui n'appartient qu'aux choses dans le vrai, et marquées du sceau du génie, cette méthode se trouve être encore aujourd'hui, après vingt siècles, celle qui préside aux magnifiques progrès des sciences. Avec ce bon sens profond, qui est véritablement du génie, l'auteur des *præceptiones* trace, dans quelques lignes que l'on croirait échappées à la plume de Bacon, la voie sûre que doit suivre la science, entre les écueils de cette ontologie médicale, qui donne pour fondement à nos connaissances les notions les plus abstraites de l'esprit réalisées, et cet empirisme étroit qui, perdant de vue les rapports des faits, proclame que la médecine est tout entière dans l'observation ; comme si, pour construire une science, on pouvait se passer de l'induction et du raisonnement !— C'est ainsi qu'il relie les lois les plus générales aux faits les plus particuliers. — Quant à l'*essence* même *des causes*, Hippocrate ne s'en occupe pas. Tout ce que nous en

savons, ce sont les phénomènes par lesquels se révèle
leur action ; en d'autres termes, nous ne pouvons les
voir qu'à travers leurs effets. — On conçoit qu'on peut,
d'ailleurs, donner indifféremment à ces causes expérimentales les noms de *principes*, *forces*, *puissances*,
facultés, *nature*, etc. — C'est ainsi qu'après avoir
trouvé que tous les corps obéissent à l'action de la
pesanteur, Newton en conclut l'existence d'une force
qu'il nomme l'*attraction*. — C'est aussi ce que fait
Hippocrate lorsqu'il attribue toutes les opérations de
l'économie vivante à un principe qu'il nomme *nature*
ou ενορμων, principe ou force, qui, planant sur toutes
les fonctions, sur les liquides comme sur les solides,
attire ce qui convient à chaque organe, le retient, le
prépare, tandis qu'elle *corrige* ou *rejette* ce qui est su-
perflu ou nuisible. — Quelle est la nature de ce principe ? Dans quelques ouvrages de la collection Hippocratique, il semble qu'on veuille l'assimiler *à la chaleur* ou
à cette sorte d'*âme ignée* qui joue un rôle si important
dans quelques cosmogonies philosophiques des premiers
âges. Mais ces vues théoriques sont totalement absentes
des ouvrages qu'on peut légitimement rapporter à
Hippocrate, et sont un vestige de ces tendances hypothétiques de l'esprit Grec, contre lesquelles Hippocrate
comme médecin, Socrate comme philosophe, s'étaient
élevés avec toute l'autorité de leur génie.—N'attribuons
donc pas à Hippocrate des vues systématiques auxquelles
ce sévère instaurateur de la vraie méthode ne pouvait
accorder qu'un bien faible intérêt, si même il les conçut
jamais, et ne voyons, comme lui, sous ce mot *nature*
que le principe inconnu, mais irrécusable, qui préside

au développement harmonique des facultés vitales, et
à l'ensemble de ces phénomènes dont le mutuel accord,
l'étroite dépendance ne saurait s'expliquer sans un
principe un et indivise : quelle que soit l'action qu'il
serait absurde de contester des agents physiques sur
la vie ; quelle que soit la part qu'ils prennent dans les
actions organiques de l'ordre physiologique ou pathologique. — Ces agents sont-ils autre chose, en effet,
que les instruments dont se sert la cause vitale pour
accomplir les phénomènes qui se passent au sein de
nos organes ? et comment édifier une science sans l'idée
de cause, c'est-à-dire, sans la notion'd'une force qui
agit conformément à certaines lois ?

Maintenant cette cause, cette force intelligente à la
manière des forces instinctives ou providentielles, et
qui, dans l'état physiologique, attire ce qui convient,
repousse ce qui nuit à chaque organe, restera-t-elle
tout-à-coup inactive dans l'état pathologique ? Ce pouvoir dont elle est investie, de repousser ce qui peut
nuire, ne doit-il pas se développer avec plus d'énergie
encore vis-à-vis des causes nuisibles par excellence,
les causes morbifiques ? De là, une lutte entre les tendances conservatrices de la cause vitale, qui a reçu dans
ce cas le nom de *nature médicatrice.* — Or, quel peut
être le résultat de cette lutte ? L'oppression du principe
vital, et la destruction de l'organisme quand la maladie est la plus forte ; — l'anéantissement ou l'expulsion
de la cause morbifique quand la force médicatrice a le
dessus, d'où la doctrine des *crises.*

Rappelons-nous qu'au siècle d'Hippocrate, on ne
connaissait de maladies que les *phénomènes extérieurs*

par lesquels elles se traduisent à nous. Quant aux lésions locales en rapport avec ces phénomènes, on n'en avait nulle notion, la plupart des maladies étaient, d'ailleurs, supposées appartenir aux humeurs. Et comme aux troubles des organes affectés se rattachent ordinairement des modifications correspondantes dans les sécrétions et les excrétions, on croyait pouvoir tirer de l'aspect de ces sécrétions, étudiées jour par jour avec un soin minutieux, la preuve de *mouvements critiques* ayant pour résultat l'expulsion de la matière morbifique, ou des principes étrangers qui circulaient dans les humeurs, siége de la maladie.

Sans se faire l'apologiste aveugle de ces idées, on ne peut s'empêcher d'admirer la grande simplicité de cette théorie. — Après tout, les sciences physiques ont-elles donc fait de tels progrès que cette cause primordiale qu'Hippocrate personnifia sous le nom de *nature*, et dont l'école de Montpellier tira plus tard *la force vitale* soit entièrement à rejeter? Où a-t-on démontré jusqu'à présent l'identité des forces qui régissent la matière brute et la matière organisée? Il y a long-temps que ce débat s'agite dans les écoles, et nous ne voyons pas jusqu'à présent que l'avantage soit resté aux mécaniciens, ni aux chimistes, ni même aux organiciens purs, un moment triomphants au commencement de ce siècle, et qui sont obligés de confesser aujourd'hui qu'ils ne nous font connaître que des effets. Sans doute, tous les jours la physiologie et la pathologie ont à effacer de la classe des faits purement vitaux beaucoup de phénomènes qui avaient été admis, faute d'une explication meilleure, et l'on ne peut attribuer qu'à

l'état arriéré de ces sciences dans les siècles qui nous
ont précédé, l'insuccès de leurs applications à la
science de l'organisation. Certes, les amis du progrès
véritable ne peuvent qu'applaudir à des découvertes
qui ont pour résultat d'imprimer à cette science un
caractère de certitude égal à celui des sciences exactes ;
mais à peine entrons-nous dans cette voie. Ne l'oublions pas: ces sciences auxquelles nous demandons des
données fixes et positives, sont elles-mêmes grosses de
révolutions nouvelles qui en changeront peut-être un
jour totalement les bases actuelles. Ne nous étonnons
donc pas qu'aux yeux de beaucoup d'observateurs, l'hypothèse d'une force vitale planant sur l'organisme et
présidant aux forces chimiques et physiques qui s'y
accomplissent paraissent pour long-temps encore la
seule acceptable.

Mais une question d'une importance capitale se présente ici : cette nature médicatrice tend-elle réellement
dans tous ses actes à la conservation de l'individu ? Et
le rôle du médecin se borne-t-il, conséquemment à la
doctrine d'Hippocrate, à assister en spectateur intel-
ligent à la lutte qui s'établit entre la nature et les maladies ? à écarter tout ce qui peut troubler ses efforts
pour amener une crise salutaire, et à la seconder
avec prudence lorsqu'elle paraît défaillir dans cette
tâche ? Vaste problème qui ne tendrait rien moins
qu'à décider ce que l'on doit à l'art dans la guérison des
maladies, et ce qu'il faut rapporter à la nature. —
N'ayant pas la prétention de résoudre dans les quelques
lignes que je lui consacre ici les nombreuses dificultés
que cette question présente, je me bornerai à quelques

réflexions générales. On ne saurait le nier : si par nature médicatrice, on doit entendre un ensemble d'efforts
dirigés avec intelligence dans toutes les maladies vers
la conservation finale de l'individu, cette doctrine est
erronée ; elle est dangereuse en inspirant au praticien
une sécurité funeste : en le condamnant à assister ,
l'arme au bras, à la destruction lente ou aux ravages
qu'accomplit la maladie au sein de l'organisme. Si la
nature tend toujours à surmonter les obstacles, à débarrasser l'économie des causes morbides qui enrayent le
jeu des fonctions, ce n'est souvent qu'aux dépens de la
conservation générale ; car comme on l'a fort bien remarqué, la loi est uniforme, et ne peut varier selon le
mode de sensibilité ou le degré d'importance de l'organe lésé. Mieux instruite de nos jours, la médecine a
reconnu la nécessité de s'opposer énergiquement aux
progrès d'une foule de maladies que l'on croyait jadis
devoir parcourir leurs phases d'une manière en quelque
sorte fatale. Il faut bien remarquer d'ailleurs, que né
à une époque encore si peu avancée de la science, et
dans l'ignorance où il était le plus souvent du siége du
mal, des moyens thérapeutiques à lui opposer, Hippocrate devait préférer dans bien des cas une sage expectation à la malfaisante activité des empiriques. Ce n'est
guère qu'au début des maladies qu'il intervenait acti-
vement. Avaient-elles atteint leur apogée, il se bornait
à en suivre la marche, n'agissant plus que dans quelques
circonstances qui lui semblaient présager une terminaison funeste. — En somme, l'opinion d'une force
médicatrice suffisante à produire, sans le concours de
l'art, une heureuse terminaison de tout état morbide,

est trop généralisée et trop absolue dans Hippocrate, et surtout dans les doctrines de ceux qui ont prétendu à l'honneur de le continuer. Aide-toi, je t'aiderai, nous crie la nature défaillante. Si donc l'expectation a pu se formuler systématiquement à une certaine époque de la science, et dans ses rapports avec la théorie générale de l'école Hippocratique, elle ne peut plus être aujourd'hui, dans les cas où nous sommes encore forcés d'y avoir recours, qu'un aveu de notre ignorance. — Relativement à la doctrine des *crises*, on ne peut nier qu'une foule de phénomènes prétendus critiques n'améliorent en rien la position du malade, qu'ils coïncident même avec une aggravation des symptômes ; qu'ils sont, la plupart du temps, effets plutôt que causes. — Toutefois, reconnaissons que s'il est impossible d'admettre dans l'état actuel de la science l'expulsion d'une *matière morbifique* comme loi de tous les phénomènes de cette classe, on ne saurait non plus les expliquer suffisamment par les sympathies, et qu'il reste là encore plus d'un phénomène complexe à éclaircir.

Il implique aussi de ce que nous venons de dire, que la doctrine des *jours critiques* qui semble avoir été empruntée aux théories pythagoriciennes sur *les nombres*, ne peut, malgré l'autorité dont elle a joui pendant un grand nombre de siècles, supporter un examen sévère. C'est en vain qu'on chercherait dans les auteurs mêmes qui ont adopté cette manière de voir des faits convaincants en sa faveur. Les histoires mêmes rapportées dans les *livres des épidémies* avec une bonne foi qui fait honneur à Hippocrate, et qui prouve que l'amour de la vérité passait chez lui avant tout le reste, ces observa-

tions viennent démontrer dans bien des cas les assertions hypothétiques sur lesquelles se fonde la doctrine
des jours critiques.

Telle est, sommairement, la doctrine que l'on peut
tirer des écrits d'Hippocrate, doctrine qui, par la facilité avec laquelle elle se prête à toutes les explications,
a pu survivre aux révolutions de l'art, et de nos jours
encore séduire d'excellents esprits, sauf ce qu'elle a
d'inacceptable dans l'état actuel de nos connaissances.

Ajoutons qu'en séparant la médecine des théories
hypothétiques d'une philosophie aventureuse, en l'élevant au rang de science indépendante, en fixant ses
méthodes, en nous offrant enfin le parfait modèle des
qualités dont le médecin digne de ce nom doit offrir
l'assemblage, Hippocrate a accompli, sans autre prestige que celui de son sublime bon sens, la plus féconde
des révolutions qu'ait encore vues s'accomplir la médecine. Il s'est placé dans l'estime de la postérité au
même rang que Socrate occupe dans un ordre d'idées.
S'il a été parfois l'occasion ou le prétexte d'une résistance aveugle au progrès, si des admirateurs fanatiques
ont cherché à entraver en son nom la marche de la
science, n'en accusons pas ce grand homme, et contentons nous désormais de regarder ce nom vénéré comme
le symbole de la seule méthode qui puisse prévaloir
dans les sciences médicales, et des seuls principes qui
soient restés debout au milieu du naufrage des théories. — Tel est le vrai sens des mots : *restauration de*
l'hippocratisme, retour aux traditions hippocratiques,
dont nous cherchions tout-à-l'heure l'explication, et qui
servent aux sceptiques de la médecine pour prétendre

qu'après 2,000 ans de travaux et de recherches, nous n'en sommes encore qu'au point de départ. Oui, sous le rapport de la vraie méthode, des principes qui gouvernent la science, nous en sommes encore au point de départ ; car ces choses-là ne sauraient pas plus changer que l'esprit humain lui-même ; et voilà en quel sens nous pouvons être hippocratistes.

Un rapprochement des principales dates de l'histoire de la médecine et de la philosophie, nous mettra à même d'embrasser d'un seul coup-d'œil les rapports intimes et nécessaires qui unirent en tout temps ces deux sciences, et servira comme pièce justificative aux principes que nous avons posés.

ANTIQUITÉ.

Six siècles avant J.-C.

PHILOSOPHIE.	MÉDECINE.
Commencement de la philosophie Grecque (Écoles Ionique, Italique, Éléatique, Atomistique).	Sécularisation de la médecine, et premiers essais théoriques de la science de l'organisme humain par des philosophes.

Quatre siècles avant J.-C.

Socrate (né 470 avant J.-C.) fonde la vraie méthode philosophique.	Hippocrate (né 460 avant J.-C.) jette les bases de la vraie médecine.

Du quatrième siècle au deuxième avant J.-C.

La philosophie se développe au double point de vue du *sensualisme* et de l'*Idéalisme*. 1° Ecoles SENSUALISTES : *Péripatéticienne*, *Epicurienne*. 2° Ecoles IDÉALISTES : *Platonisme, Stoïcisme*.	La médecine se développe dans une double direction : l'*empirisme* et le *dogmatisme*. 1° Ecoles EMPIRIQUES : *archagatus* et *Sérapion*. 2° Ecoles DOGMATIQUES : Asclépiade de Pruse, ou l'*Atomisme*. Thémison, ou le *méthodisme*. Athénée, ou le *pneumatisme*.

Du deuxième siècle avant J.-C. au septième siècle après.

Eclectisme Alexandrin, aboutissant au mysticisme, puis à toutes les extravagances de la théurgie, de la cabale, de la magie, etc.	Vaste tentative d'éclectisme par *Galien*, et invasion des sciences occultes dans la médecine.

MOYEN-AGE.

Du neuvième au onzième siècle.

Asservissement complet de l'esprit humain au principe de l'autorité personnifié dans ARIS-TOTE.	Règne absolu du *Galénisme* et de l'*Aristotélisme*.

RENAISSANCE.

Seizième siècle.

Affranchissement de l'esprit humain, et fin de l'Aristotélisme. Les doctrines anciennes sont exhumées. L'esprit humain s'essaie dans toutes les directions. Tendances mystiques.	Fin du *Galénisme*. Ère nouvelle marquée par une étude ardente des principaux monuments de la médecine Grecque. Influence du mysticisme; doctrines *Cabalistiques*.

TEMPS MODERNES.

Dix-septième siècle.

La véritable méthode réhabilitée par BACON et par DESCARTES. Domination exclusive du *Cartésianisme*.	Le Cartésianisme étend son influence sur la médecine, à laquelle il fournit les trois grandes écoles qui remplissent cette époque : le *système chémiatrique* de Sylvius, le système *iatro-mécanique*, l'*Animisme de Stahl*.

Dix-huitième siècle.

Le mouvement sensualiste qui prend son origine dans le *Baconisme*, effacé d'abord par l'éclat que jette l'Idéalisme Cartésien, gagne peu à peu du terrain, et finit par régner exclusivement en France à la fin du 18e siècle, tandis qu'en Allemagne survit le rationalisme, et les doctrines qui donnent tout à la spéculation pure.	Naissance d'un *vitalisme* nouveau qui, étudiant le principe vital dans les propriétés visibles de la fibre animale, donne naissance au *solidisme* moderne, de l'exagération duquel finit par sortir l'*organicisme* ou l'application du *matérialisme* à la médecine. La médecine Allemande reste, comme sa philosophie, étrangère au mouvement sensualiste.

Dix-neuvième siècle.

Réaction spiritualiste: retour à la méthode de Descartes et aux doctrines rationalistes du 17ᵉ siècle.

L'organicisme, en faveur au commencement de ce siècle, perd tous les jours de ses prosélytes. Au règne des théories succède celui de la méthode et un retour aux traditions Hippocratiques.

FIN.

BIBLIOGRAPHIE

DE LA DOCTRINE PHYSIOLOGIQUE (1)

— — — — — — —

Physiologie.

BROUSSAIS (**F.-J.-V.**). *Traité de physiologie appliqué à la pathologie.* Paris, 1822 - 24 ; 2ᵉ édit., 1834, 2 vol. in-8°, ensemble de 942 pages. — Cet ouvrage parut d'abord par cahiers dans les *annales.* (Analysé par Boisseau, *in* journ. univers. des scienc. médic., tome 25 et suiv., et par M. Bégin, *in* journ. complément, t. 12 et suiv.)

—*Mémoire sur la circulation capillaire,* tendant à faire mieux connaitre les fonctions du foie, de la rate et des glandes lymphatiques, *in* tome 7 des *mémoires de la société d'Emulation.*

—*Cours de phrénologie,* fait à la fac. de médec. de Paris, 1836;

(1) Quoique M. Montfalcon ait publié dans son *précis de bibliographie médicale* une table bibliographique de la médecine physiologique, et M. de Montègre une liste complète des écrits de Broussais, j'ai cru qu'un semblable travail ne serait pas moins bien placé à la fin de cette histoire. J'ai dû, d'ailleurs, compléter le travail de M. Montfalcon, qui ne va que jusqu'en 1826 ; je n'ai pas cru non plus devoir conserver sa classification. J'ai fait précéder d'une astérisque les ouvrages écrits dans l'esprit de la doctrine physiologique, mais plus ou moins modifiée, et à la composition desquels Broussais n'a pas présidé. — Les ouvrages précédés de deux astérisques sont ceux dans lesquels on trouve simplement des propositions conformes aux principes de sa doctrine.

1 vol. in-8° de 850 p. — (En 20 leçons. Sténographié et revu
par le professeur.)

* Bégin (L.-J.). *Traité de physiologie pathologique*, 1 vol.
in-8°, 1824 ; 2° édit. en 2 vol. in-8°, 1828. — L'un des bons
ouvrages de ce temps.

Pathologie.

A. TRAITÉS GÉNÉRAUX.

Broussais (F.-J.-V.). *Cours de pathologie et de thérapeutique
générales*, professé à la fac. de médec. de Paris. — Cours complet en 129 leçons. Paris, 1834, 5 vol. in-8°, ensemble de 2,756 p.
(Sténographié sous les yeux de l'auteur qui corrigeait les épreu-
ves.)

— *Commentaire des propositions de pathologie* consignées dans
l'examen des doctrines. Paris, 1829, 2 vol. in-8°, ensemble de
792 p. — Cet ouvrage parut aussi par cahiers dans les *annales*.

— *Histoire des phlegmasies* ou *inflammations chroniques* fondée
sur de nouvelles observations de clinique et d'anatomie pathologique ; ouvrage présentant un tableau raisonné des variétés et
des combinaisons diverses de ces maladies, avec leurs différentes méthodes de traitement. Paris, 1808, 2 vol. in-8° ; 2° édit.,
2 vol., 1816 ; 3° édit., 1822, 3 vol. ; 4° édit., 1826. La cinquième
qui n'est qu'une réimpression de la 4°, est de 1838, 3 vol. in-8°,
ensemble de 1,458 pages.

* Boisseau (F.-J.). *Nosographie organique*, ou traité complet
de médecine pratique. Paris, 1828-30, 4 vol. in-8°.

Les maladies y sont classées par appareils organiques, l'auteur s'y montre critique, judicieux et instruit ; mais la partie
thérapeutique décèle l'inexpérience pratique et la prévention
systématique. Boisseau était un esprit fort distingué ; sa mort
prématurée a été une perte réelle pour la science.

* Roche (L.-C.). La partie médicale des *nouveaux éléments de
pathologie médico-chirurgicale*, ou *traité théorique et pratique
de médecine et de chirurgie*.

Cet ouvrage qui a paru pour la première fois , en 1825, est

arrivé aujourd'hui à sa 4ᵉ édition. Paris, 1845, 5 vol. in-8°.
L'auteur a, comme nous l'avons vu, beaucoup modifié ses doctrines.

B. Monographies.

BROUSSAIS (F.-J.-V.). (Les *recherches sur la fièvre hectique* ne
doivent figurer ici que pour mémoire, n'ayant rien d'analogue
aux principes de la doctrine physiologique.)

— *Le choléra-morbus épidémique* observé et traité selon la
méthode physiologiq., avec notes et supplém. Paris, 1832, in-8ᵉ
de 241 pages.

De l'*irritation et de la folie*, ouvrage dans lequel les rapports
du physique et du moral sont établis sur les bases de la médecine
physiologique. Paris, 1828, un vol. in-8°; 2ᵉ édit. *posthume*, et
entièrement refondue, 2 vol. in-8°, ensemble de 1,182 p.; publiée
par les soins de M. Casimir Broussais (1).

BROUSSAIS (Cas.). *Sur la duodénite chronique*. Paris, 1825, in-8°.

DE CAIGNON ET QUÉMONT. *Leçons du dᵣ Broussais sur les phlegmasies gastriques* dites *fièvres continues essentielles des auteurs,
et sur les phlegmasies cutanées*. Paris, 1829; 2ᵉ édit., 1823, 1
vol. in-8°.

* BOISSEAU. *Pyrétologie physiologique*, ou *traité des fièvres
considérées dans l'esprit de la nouvelle doctrine médicale*. La
première édition est de 1826, la 2ᵉ de 1831; un vol. in-8°.

L'auteur tout en prétendant que les fièvres ont toujours pour
point de départ une phlegmasie locale, n'admet point que ce
soit toujours une gastro-entérite.

* MONGELLAZ. *Essai sur les irritations intermittentes*. Paris,
1821, in-8°.

*Réflexions sur la théorie physiologique des fièvres intermit-
tentes et des maladies périodiques*. Paris, 1826, in-8°.

(1) L'article *irritation* composé pour une encyclopédie qui
n'eut pas de suite, a été fondu dans cet ouvrage. Broussais a
aussi écrit l'article *épilepsie* pour l'encyclopédie Courtin.

* MONTFALCON. *Essai pour servir à l'histoire des fièvres ataxiques et adynamiques.* Paris, 1823, 1 vol. in-8°.

* CHAUFFARD. *Traité sur les fièvres prétendues essentielles,* où l'on cherche à démontrer leur identité avec des phlegmasies locales. Paris, 1825, 1 vol. in-8°.

* BOUILLAUD (G.). *Traité clinique et expérimental des fièvres prétendues essentielles.* Paris, 1826, 1 vol. in-8°.

* PIORRY. *De l'irritation encéphalique des enfants.* Paris, 1823, in-8°.

* RICHOND-DES-BRUS. *De la non-existence du Virus vénérien,* etc. Paris, 1829, 2 vol. in-8°. — (On doit aussi à cet auteur un mémoire intitulé : De l'*Influence de l'estomac sur la production de l'apoplexie.* Paris, 1824, in-8°.)

* JOURDAN. *Traité complet de la maladie vénérienne,* etc. Paris, 1826, 2 vol. in-8°.

* DESRUELLES. *Traité pratique de la maladie vénérienne,* etc. Paris, 1836, 1 vol. in-8°. — *Mémoire sur le traitement sans mercure,* 1827.— *Traité théorique et pratique du croup* (2° édition, 1824) ; *traité de la coqueluche,* 1827.

Tous ces ouvrages sont plus ou moins fortement empreints des principes de la médecine physiologique; et à bien prendre, pour nommer tous ceux qui ont été écrits dans le même esprit, il faudrait citer à peu près tout ce qui a paru de 1816 à 1828 (1). La médecine physiologique régnait alors en souveraine, et ne trouvait guère d'opposition que dans l'enseignement officiel de la faculté réorganisé en 1823, par ordonnance royale : circonstance qui ne pouvait qu'ajouter, vu la disposition des esprits, à la popularité de Broussais.

(1) LALLEMAND, *lettres sur l'encéphale.* — LONDE, *éléments d'hygiène.* — *Nouvelle toxicologie* par GUÉRIN DE MAMERS. — Les travaux de MM. GENDRIN, DUGÈS, etc., *sur les fièvres.* — *Pathologie de l'estomac* par CHARDON. — *Maladies du cœur* par BOUILLAUD.— *Maladies nerveuses des auteurs* rapportées à l'irritation par FOURCADE-PRUNET.— *Maladies de la peau* par RAYER (1ʳᵉ édition), etc., etc.

Traité clinique et physiologique de l'encéphalite. Paris, 1825, 1 vol. in-8°

En *thérapeutique*, nous n'avons qu'un ouvrage important à citer :

* *Traité de thérapeutique coordonné d'après les principes de la nouvelle doctrine médicale.* Paris, 1825, 2 vol. in-8°, par Bégin. — On a aussi du même : *Application des principes de la doctrine physiologique à la chirurgie.* 1 vol. in-8°, Paris, 1825.

Publications Encyclopédiques.

Dictionnaire abrégé des sciences médicales. Paris, 1824 ; 15 vol. in-8°. Cet ouvrage est complétement écrit dans l'esprit de la doctrine physiologique ; la pathologie est de Boisseau et Bégin. — On peut citer aussi l'article *irritation, du dictionnaire Béchet,* par Coutanceau., qui contient une exposition bien faite de la doctrine physiologique, et quelques articles de la seconde moitié du grand dictionnaire-Panckouke.

Exposition de la Doctrine ; Polémique.

BROUSSAIS (F.-J.-V.). *Examen de la doctrine médicale généralement adoptée,* 1 vol. in-8° de 470 p. Paris, 1816 ; la 2ᵉ édition est de 1821, elle porte pour titre : *Examen des systèmes de nosologie, précédé de propositions renfermant la substance de la doctrine physiologique.* 2 vol. in-8°. — La 3ᵉ édition en 4 vol. in-8° (ensemble de 2,465 p.), a été publiée de 1829 à 1834.

Cet ouvrage fut analysé par Boisseau dans le *journ. univ.,* t. 23-24, en treize articles.

— *Catéchisme de la doctrine physiologique,* ou *dialogues entre un savant et un jeune médecin, élève du* dʳ *Broussais ; contenant l'exposé succinct de la nouvelle doctrine médicale, et la réfutation des objections qu'on lui oppose,* etc. Paris, 1824, in-8° de 468 p. — Cet ouvrage parut sans nom d'auteur.

—*Annales de la médecine physiologique, rédigées par M. Broussais.* Paris, 1822-34, 26 vol. in-8°, de 700 p. — Broussais n'a plus fourni que de rares articles dans les derniers volumes.

—Mémoires sur la philosophie de la médecine, et sur l'influence que les travaux des médecins physiologistes ont exercée sur l'état de la médecine en France. Paris, 1832, in-8° de 46 p., lus à l'Académie des sciences, où Broussais échoua.

— *De la théorie médicale dite pathologique, ou jugement de l'ouvrage de M. Prus.* Paris, 1826, in-8° de 174 p. (1).

GOUPIL (J.-M.-A.). *Exposition des principes généraux de la nouvelle doctrine médicale.* Paris, 1824, 1 vol. in-8°. — Parmi les thèses présentées à la faculté de médecine de Paris par les élèves de Broussais, et dont cet ouvrage contient l'analyse, on remarque : celle de M. SCOUTETTEN, *de l'anatomie pathologique en général, et de celle de l'appareil digestif en particulier, d'après les principes de la doctrine physiologique.* Paris, 1822; et celle de M. VIALLE, *sur l'irritation et les maladies qui en dépendent* (2).

Les controverses suscitées entre Broussais et quelques-uns de ses élèves par des dissidences sur plusieurs points de la doctrine, donnèrent naissance à des lettres ou à des articles critiques de MM. Boisseau, Bégin, Desruelles, Gaubert, etc. (*Journal univ. des scienc. médic. ; journal complément*, etc.)

De la polémique soulevée entre les médecins physiologistes et leurs antagonistes sortirent un grand nombre d'articles, de lettres, de mémoires, d'analyses, etc., qui parurent pour la plupart dans les journaux du temps, notamment dans la *Revue médicale*, celui de tous qui fit à Broussais la guerre la plus dangereuse, et où se distinguaient particulièrement des pages fort piquantes de M. BOUSQUET. — *La Gazette de santé* rédigée dans

(1) En réponse à l'ouvrage *de l'irritation et de la phlegmasie*, où ce médecin proposait une nouvelle théorie de l'inflammation et faisait ressortir l'insuffisance des doctrines dichotomiques.

(2) Les principaux ouvrages de Broussais ont été traduits en Anglais et en Espagnol. Je n'ai pas cité ici quelques discours ou réponses concernant, la plupart, des matières philosophiques. On en trouve l'indication dans la *notice* de M. de Montègre. Ces articles sont insérés dans des recueils périodiques. (*Annales, journ. de la soc. phrénolog.*, etc.)

le même esprit, dut son succès aux articles spirituels et mordants de son principal rédacteur, MIQUEL, critique fin, incisif, dialecticien habile, auquel on doit le seul ouvrage où la doctrine physiologique ait été critiquée dans son ensemble ; aussi fit-il grande sensation ; en voici le titre :

Lettres à un médecin de province, ou *exposition critique de la doctrine médicale de M. Broussais*. Paris, 1826, 1 vol. in-8°. — (Quelques-unes de ces lettres avaient déjà paru dans la *Gazette de Santé*.)

L'auteur s'y montre trop prévenu sans doute contre la doctrine physiologique ; il était impossible que son ouvrage ne se ressentît pas des luttes passionnées que se livraient alors les deux partis. Mais le côté faible de sa polémique, et en général, de toutes les critiques de cette époque, ce sont les faits, c'est l'expérimentation. Dans toute cette argumentation sur la pointe d'une aiguille, où l'on oppose souvent une subtilité à une erreur, un sophisme à une exagération, les adversaires de Broussais paraissent plus occupés de montrer l'acutesse de leur dialectique, que de faire parler les faits, et d'exiger la preuve *expérimentale* des propositions ontologiques sur lesquelles reposait la doctrine nouvelle, malgré ses prétentions au positivisme. Aussi, ce qui a été véritablement beaucoup plus fatal à Broussais que toute cette guerre à coups de syllogisme, où les uns avaient à peu près raison, et les autres pas tout-à-fait tort, ce sont les progrès de la science en général, et surtout ceux des sciences physiques et chimiques. Ainsi, c'est à la lueur de leurs analyses que l'on a vu se dissiper l'obscurité complète qui régnait sur les altérations du sang dans les maladies. C'est à la précision, à la rigueur qu'elles ont introduite dans les procédés scientifiques que l'on doit la défaveur où sont tombées toutes les théories qui ne reposent pas sur des faits démontrables, sur l'expérimentation, ou tout au moins sur une induction sévère.

Je ne citerai donc que pour mémoire, et parce que cela n'offre plus qu'une très-médiocre importance aujourd'hui, les principaux écrivains qui ont figuré dans cette polémique, savoir :

1° En faveur de la doctrine physiologique : *Boisseau*, *Treille*, MM. *Roche*, *Bégin*, *Desruelles*, *Ducamp*, *Gaubert*, *Gaultier de Claubry*, *Broussais dans les annales*, etc. .

2° En opposition à cette doctrine : MM. *Chomel*, *Laennec*, *Fouquier*, *Leroux*, *Pinel de St-Quentin*, *Dardonville*, *Authenac*, *Michu*, *Martin d'Aubagne*, *Mège*, *Lesage*, *Caffin*, *Castel*. (*Réfutation de la doct. méd. de M. Broussais, et nouvelle analyse des phénomènes de la fièvre*, 1824) ; *Prus* (ouvrage cité) ; *Fodéra* (*Histoire de quelques doctrines médicales comparées à celle de M. Broussais*. Paris, 1821) (1).

Enfin, j'ai cité dans le cours de cet ouvrage, comme offrant des propositions analogues à celles de l'école physiologique, les ouvrages de : *Chirac*, *Screta*, *Rega*, *Hoffmann*, *Pujol*, *Prost*, *Caffin*, *Tommasini*, *Marandel*. (Voir la 1re partie de cette histoire.)

Biographie; Bibliographie.

Il n'avait paru jusqu'alors aucune histoire critique de la doctrine physiologique.

Broussais attend encore son éloge historique à l'académie de médecine. — En revanche, nous avons celui que M. MIGNET a prononcé à l'institut (Académie des sciences morales et politiques), en 1842 ; œuvre remarquable, où l'élégant écrivain montre, dans toute sa merveilleuse souplesse, le talent fin et élevé qu'on lui connaît.

J'ai déjà cité l'article publié par M. H. GOURAUD dans le journal des *connaissances médico-chirurgicales*, et dans lequel Broussais est jugé du point de vue hippocratique avec une grande élévation de vues (2).

(1) Les principaux écrits publiés à l'étranger sur l'école physiologique sont de MM. *Samson*, Berlin, 1826 ; *Otto*, Hambourg, 1825 ; *Naumann*, Berlin, 1826 ; *Amoretti*, Milan, 1824 ; *Casper*, Leipsick, 1822 ; *Spitta*, Gœttingue, 1822 ; *Hurtado*, Madrid.
(2) M. Gouraud avait déjà publié dans le même journal et dans la *Revue médicale* deux bons articles critiques sur l'*Examen*.

La vie de Broussais (1) a été racontée, par M. H. DE MONTÈGRE (*Notice historique sur la vie, les travaux, les opinions médic. et philos. de Broussais*), dans les biographies des contemporains, et dans les nombreuses encyclopédies publiées depuis 15 ans.

Comme philosophe, il a été jugé fort sévèrement par M. DUBOIS D'AMIENS, dans le *Dictionnaire des sciences philosophiques*, et d'une manière plus bienveillante, au moins dans la forme, par M. DAMIRON (*Histoire de la philosophie en France, au 19e siècle*). M. DE BROGLIE lui a aussi consacré dans la *Revue Française* un article dont on dit beaucoup de bien. Je n'ai pu malheureusement me le procurer.

Ses funérailles et l'inauguration de sa statue ont été l'occasion de plusieurs discours officiels, que l'on trouve : 1° dans *la notice* de M. Montègre, que j'ai citée tout-à-l'heure. — Cette notice est suivie des discours prononcés sur la tombe de Broussais, par MM. Droz, Larrey, Orfila, Bouillaud, Gasc. — L'auteur, secrétaire de Broussais pendant plusieurs années, a fait connaître des particularités intéressantes sur sa vie.

2° Dans le *Compte-rendu de l'inauguration de la statue de Fr.-J.-V. Broussais*, au Val-de-Grâce à Paris, le 21 août 1841, avec les discours de MM. H. Passy, Pariset, Bouillaud, Bégin, Fossati. Paris, 1841.

(1) François-Joseph-Victor Broussais, né à St-Malo, le 17 décembre 1772, fils d'un médecin de campagne, fait ses études à Dinan ; part comme volontaire en 1792 ; se fait recevoir officier de santé quelque temps après, et sert comme chirurgien dans la marine. Marié en 1795, il va à Paris en 1799, y est reçu docteur en 1802 ; fait les campagnes de l'Empire jusqu'en 1815, époque où revenu à Paris avec le titre de médecin principal, il est nommé professeur au Val-de-Grâce. Professeur à la faculté de médecine en 1830. Il meurt à sa campagne de Vitrey-sur-Seine le 17 novembre 1838, d'une affection cancéreuse du rectum.

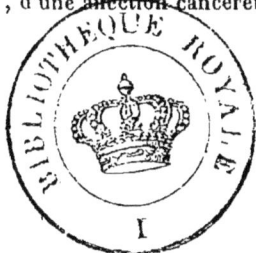

TABLE DES MATIÈRES.

ERRATA.

Page 51, jusqu'à leur tenue, *lisez* : jusqu'à leur terme. — P. 68, rallait ses fidèles, *lisez* : ralliait. — P. 110, on omettait, *lisez* : en omettait. — P. 123, à ceux-là même qui, *lisez* : ceux-la même qui.... — P. 141, note : toutes les fois qu'il excite, *lisez* : qu'il existe. — P. 195, note : les fluides comme purement inédites, *lisez* : inertes. — P. 196, l'enfance de l'art, et une foule de questions, *lisez* : en une foule. — P. 199, ses adversaires tournèrent des armes, *lisez* : trouvèrent.

Tous les ouvrages de M. SAUCEROTTE *se trouvent chez* Mme GEORGE, *libraire à Lunéville.*

OUVRAGES DE MÉDECINE:

TOPOGRAPHIE MÉDICALE DE LUNÉVILLE ET DE L'ARRONDISSEMENT, *couronnée par la Société Royale des sciences lettres et arts de Nancy.* 1 v. in-8°, 1837, 1 fr. 50 c.

DE L'INFLUENCE DE L'ANATOMIE PATHOLOGIQUE SUR LES PROGRÈS DE LA MÉDECINE ; DEPUIS MORGAGNI JUSQU'A NOS JOURS, *mémoire auquel l'Académie royale de médecine a décerné la médaille du fondateur du prix.* In-4°. (Extr. des mémoir. de l'Acad. royale), 1839, 4 fr.

ESSAI SUR LES ALTÉRATIONS DES LIQUIDES DE L'ÉCONOMIE ANIMALE, CONSIDÉRÉES COMME CAUSES OU COMPLICATIONS DES MALADIES, *mémoire auquel la Société de médecine de Paris a décerné une médaille,* 1828, broch. in-8°, 2 fr.

DES PHLEGMASIES ABDOMINALES, ET PRINCIPALEMENT DE LA GASTRITE ET DE LA GASTRO-ENTÉRITE, COMPARÉES DANS LES DOCTRINES ANCIENNES ET MODERNES, *mémoire couronné par la Société de médecine de Caen,* concours de 1830. Broch. in-8°.

HYGIÈNE DES CLASSES INDUSTRIELLES ET DES ÉCOLES PRIMAIRES, *couronnée par la Société pour l'instruction élémentaire de Paris,* 1 vol. in-18 ; 2e édition, 40 cent.

ESSAI SUR LA SPÉCIFICITÉ DANS LES MALADIES, *mémoire couronné par la Société Royale des sciences et lettres de Dijon,* concours de 1839 (sous presse).

APERÇU SUR LA RÉORGANISATION MÉDICALE. Broch. in-8°, 1 fr. 25 c.

DE L'ENSEIGNEMENT HISTORIQUE DE LA MÉDECINE, ET DES RAPPORTS QUI UNISSENT LES DESTINÉES DE CETTE SCIENCE A CELLES DE LA PHILOSOPHIE. 1846, broch. in-8°.

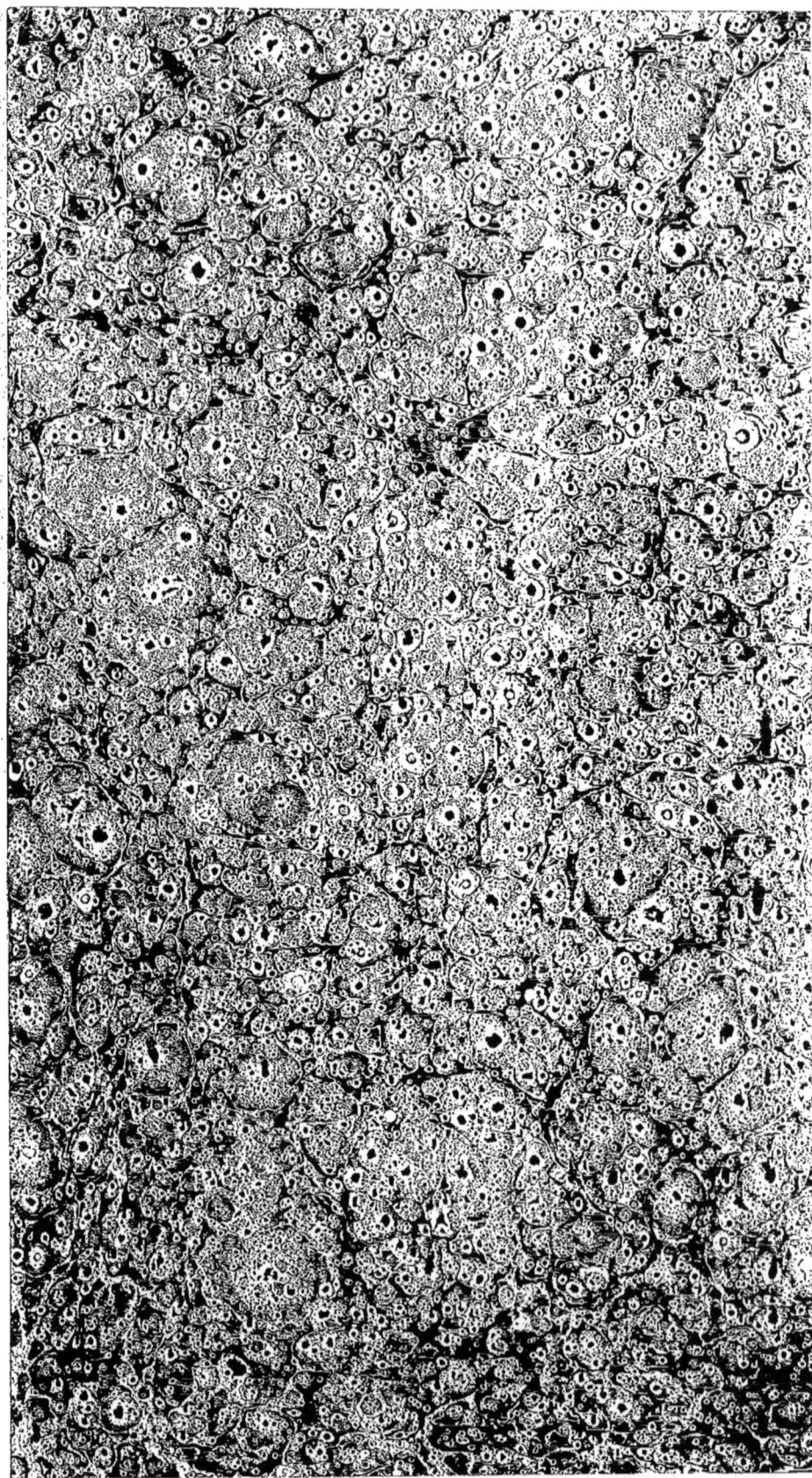

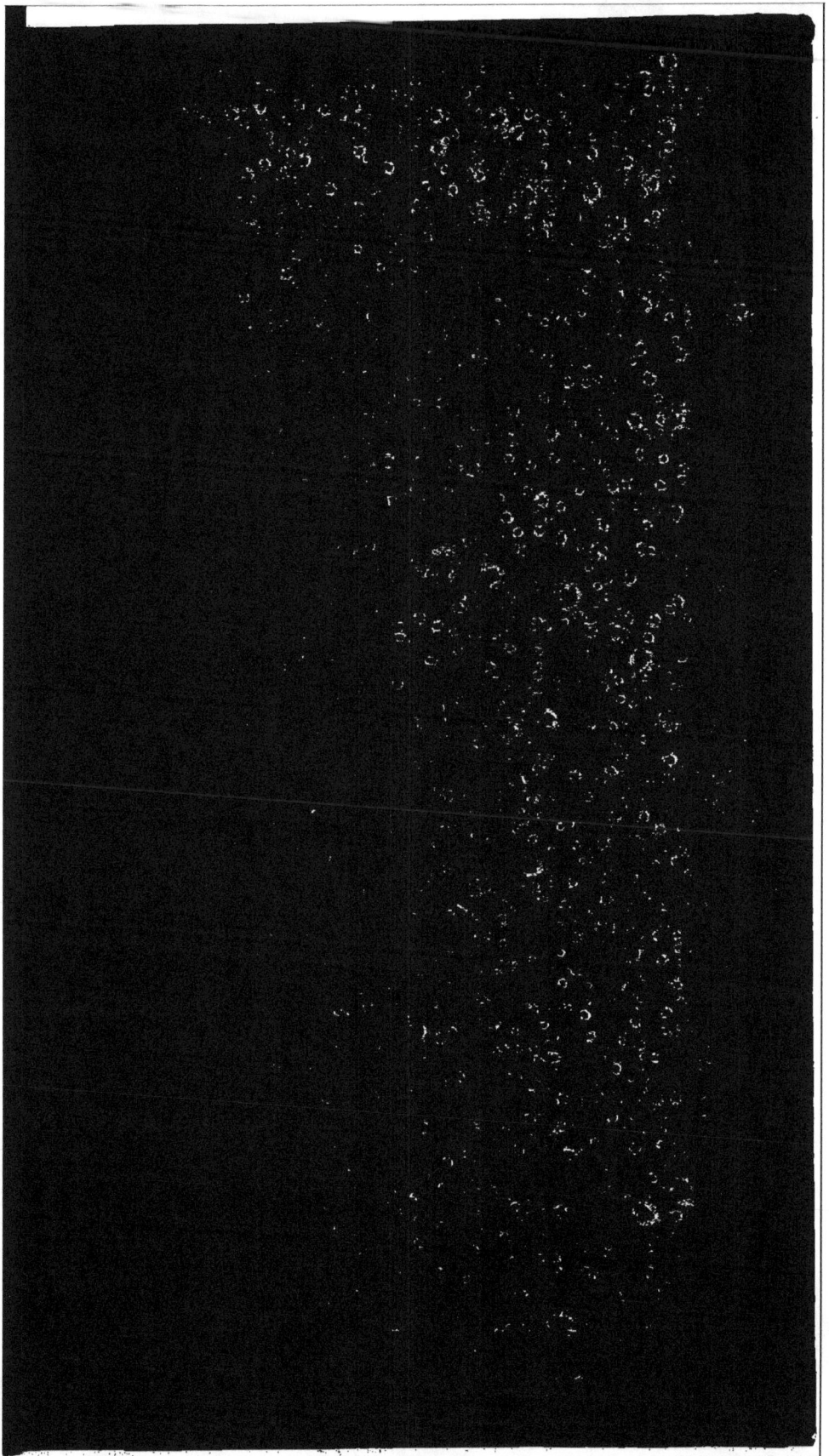